Tom Oguta
Rodney Lemery
Koigi Kamau

Factores psicossociais e partos por cesariana electiva no Quénia

Tom Oguta
Rodney Lemery
Koigi Kamau

Factores psicossociais e partos por cesariana electiva no Quénia

ScienciaScripts

Cover image: www.ingimage.com

This book is a translation from the original published under ISBN 978-3-659-85509-2.

Publisher:
Sciencia Scripts
is a trademark of
Dodo Books Indian Ocean Ltd. and OmniScriptum S.R.L publishing group

120 High Road, East Finchley, London, N2 9ED, United Kingdom
Str. Armeneasca 28/1, office 1, Chisinau MD-2012, Republic of Moldova, Europe
Managing Directors: Ieva Konstantinova, Victoria Ursu
info@omniscriptum.com

Printed at: see last page
ISBN: 978-620-8-58615-7

Índice:

Resumo

As taxas de cesariana (CS) aumentaram em geral em todo o mundo na última década. A redução das taxas de cesariana electiva (CEC) é imperativa, uma vez que muitos países pretendem manter as taxas de cesariana limiares iguais ou inferiores a 15%, o nível recomendado pelos Institutos Nacionais de Saúde dos Estados Unidos. Pensa-se que as mulheres consideram a cesariana por várias razões psicossociais interligadas, mas poucos estudos quantitativos investigaram estes factores. Este estudo de coorte prospetivo baseou-se no modelo ecológico social (SEM) e nos modelos da teoria do comportamento planeado (TPB), e identificou os factores psicossociais preditores da SCE entre 1.268 mulheres grávidas em 2 hospitais de Nairobi. As participantes preencheram um questionário estruturado composto por 10 escalas psicossociais validadas e foram seguidas quanto ao modo de parto efetivo (MoD) a partir dos registos hospitalares e de entrevistas telefónicas pós-natais. A prevalência global de SC e ECS foi de 16,0% e 6,4%, respetivamente; a taxa de SC não foi estatisticamente superior aos 15% recomendados ($p > 0{,}05$). A taxa combinada de incidência de SC nesses dois hospitais foi de 83 por 1.000 nascimentos por mês. A autonomia, o medo do parto, a ansiedade relacionada com a gravidez, a perceção do apoio social dos amigos e a expetativa do resultado do parto foram preditores estatisticamente significativos da ECS, tendo em conta a paridade e a idade da primeira gravidez, $x2(\ df = 19) = 77{,}735$, $p < 0{,}001$; Nagelkerke $R^2 = .170$. Os resultados têm implicações para a mudança social no sentido de encontrar formas de reduzir a tocofobia, gerindo as expectativas de resultados negativos do parto e melhorando o apoio dos amigos durante a gravidez e o trabalho de parto. As recomendações incluem uma maior consideração do estado psicossocial das mulheres nas aulas pré-natais e informações mais exactas sobre os riscos e benefícios tanto da cesariana como do parto vaginal espontâneo.

Dedicação

À minha mãe e ao meu pai, Mama Jenipher Anyango e Jaduong' Ezekiel Oguta Kiria, que me lançaram nas lutas desta vida: Apesar de não terem aprendido, a brasa que acenderam continuou a arder. A vossa convicção de que o conhecimento é poder, de que é possível alcançar alturas de estreia, impulsionou este final. É um sonho distante realizado.

Para a minha família direta - a minha querida mulher Hellen, as minhas filhas Laura e Valerie e os meus filhos Jeremy e Rabala - o vosso invariável apoio emocional constituiu um consolo e um impulso para o êxito desta longa expedição em todas as fases.

Aos meus professores ao longo da vida em diferentes níveis - Odida Togo no ensino primário, Odhiambo Charly no ensino secundário, Dr. Kuloba na licenciatura e Dr. Omwega na pós-graduação; prepararam-me para chegar a este nível.

Aos meus amigos e parentes - Ooro, Owadi, Owago, Odundo, Nanga, Bando, King'ori, Obiny, Ouma, Ochieng, Ongoro, Agido, Odongo, Jossy, Okoth, Pamela, Akinyi, Adiko, Ahono e Borle; deram-me um valioso incentivo durante o período de estudo.

Agradecimentos

Expresso os meus sinceros agradecimentos à Walden University por me ter proporcionado esta oportunidade de ser um académico-praticante, o vosso programa é maravilhoso. A facilitação construtiva do corpo docente da Universidade tornou o trabalho do curso interessante e rico em conhecimentos. Agradeço aos meus antigos e actuais empregadores - Kenya Industrial Research & Development Institute (K.I.R.D.I.), Food Security and Nutrition Analysis Unit (FSNAU) e Agriculture & Food Security Information System (AFIS), ambos da Organização das Nações Unidas para a Alimentação e a Agricultura (FAO), por me terem proporcionado uma fonte de rendimento que financiou este estudo e colocou comida na mesa da família. O ambiente e as instalações que me foram oferecidas durante a longa jornada da Dissertação são muito apreciados.

Estou grato aos diligentes membros do meu Comité de Dissertação, Dr. Rodney Lemery, Dra. Cassandra Arroyo e Dr. Aaron Mendelsohn, pela sua orientação técnica e conselhos académicos em todas as fases do meu trabalho. Estou igualmente grato ao Prof. Koigi Kamau da Universidade de Nairobi e do Kenyatta National Hospital (UoN/KNH) pela supervisão da investigação. Apesar das suas atarefadas funções de escritório, curativas e de professor, puderam sempre atender-me quando solicitados. A sua orientação, administração e dicas valiosas tornaram possível todo o trabalho.

Estou grato aos diretores, enfermeiros e profissionais de saúde do Kenyatta National Hospital e das Maternidades do Pumwani Maternity Hospital; a sua cooperação e assistência na obtenção de participantes para as entrevistas foi louvável.

Capítulo 1

Introdução

As taxas de cesariana têm vindo a aumentar na última década em todo o mundo (Betran et al., 2007), assinalando os avanços paralelos da tecnologia obstétrica, o aumento das condições de indicação médica (Getahun, Oyelese, Salihu, & Ananth, 2006; Jelovsek, Maher, & Barber, 2007), a preferência dos médicos (Kassak, Ali, & Abdallah, 2005) e a procura de cesarianas não indicadas por parte das pacientes (Liu et al., 2007).

A maioria dos casos de cesariana tem indicação médica, mas o recente aumento do número de mulheres que pedem uma cesariana fora das razões médicas e obstétricas conhecidas também contribui para o peso global da cesariana (Liu et al., 2007). As taxas de cesarianas são muito mais elevadas nos hospitais urbanos (Lobel & De-Luca, 2007) e privados (Wiklund, Edman, & Andolf, 2007) do que nos hospitais rurais e públicos, respetivamente, mas não é claro em que medida as cesarianas contribuem para as taxas globais de cesarianas, daí a necessidade de estabelecer a taxa de incidência de cesarianas.

O debate sobre as razões da SCE continua e a maior parte dos estudos sobre o tema são qualitativos, com um enfoque discreto nos factores individuais (Pang et al., 2007). Alguns estudos quantitativos centraram-se nos factores psicossociais preditores da SCE (Lin, & Xirasagar, 2005), pelo que este estudo quantitativo visa determinar, através de regressão logística, a combinação de factores psicossociais que influenciam o resultado da SCE em dois hospitais nacionais da cidade de Nairobi. A compreensão das taxas de incidência e dos factores preditores da SCE tem implicações de mudança social para a saúde reprodutiva, influenciando os programas pré-natais concebidos para reduzir as incidências desnecessárias de SCE.

Neste capítulo, descrevem-se as diferentes partes do prólogo do estudo, incluindo os antecedentes do estudo, o problema a abordar, os conceitos-chave, bem como o plano de investigação em relação aos partos por cesariana a pedido das mães. O capítulo abrange várias secções, incluindo os antecedentes do estudo, o enunciado do problema, o objetivo, a natureza, as questões de investigação e as hipóteses. Também descreve as teorias em que o estudo se baseia, as terminologias, os pressupostos, as limitações e as implicações para a mudança social.

Antecedentes

Uma análise das taxas globais, regionais e nacionais de cesarianas (CS) mostra que cerca de 15% de todos os partos no mundo ocorrem por CS (Betran et al., 2007). Esta prevalência geral esconde uma distribuição desigual e grandes variações por continente, região e país. As taxas regionais de SC, por exemplo, variam entre 0-40% (Sufang, Padmadas, Fengmin, Brown, & Stones, 2007). A afirmação da Organização Mundial de Saúde, de 1995, de que uma taxa de SC superior a 10-15% não confere benefícios adicionais para a saúde, fez com que os países e as instituições públicas nacionais procurassem obter taxas de SC de 15% ou inferiores (Althabe, & Belizan, 2006; Betran et al., 2007).

Uma análise dos inquéritos demográficos e de saúde mostra que muitos países excedem esta taxa recomendada e que as taxas de SC têm vindo a aumentar nas últimas décadas, especialmente em contextos de saúde privados e urbanos dos países em desenvolvimento (Stanton & Holtz, 2006; Villar et al., 2006). Este aumento deve-se, em parte, à evolução das tecnologias de saúde, bem como a melhorias na utilização e no acesso a serviços de cuidados obstétricos (Liu et al., 2007). Também se deve, em parte, a factores comunitários e pessoais (Betran et al., 2007; Leone, Padmadas, & Matthews, 2008). As taxas de cesariana são mais elevadas na China, em Porto Rico, na América Latina, nos Estados Unidos e na maioria dos outros países industrializados, por esta ordem, sendo a China o país que regista as taxas mais elevadas de cesariana a nível mundial, até 46% (Zhang et al., 2008). O Quénia apresentou a taxa mais elevada de cesarianas na África Subsariana, com taxas nacionais de cerca de 6,7% e até 13,9% nas zonas urbanas; todos os outros países da África Subsariana apresentam taxas de cesarianas inferiores a 5% (Gibbons et al., 2012). A taxa do Quénia pode não ter atingido os níveis críticos acima dos 15% e são essenciais medidas proactivas para manter níveis saudáveis e evitar incidências desnecessárias de cesarianas.

A maioria dos estudos anteriores centrou-se na cesariana planeada que foi indicada por razões médicas ou obstétricas por diversos motivos (Betran et al., 2007; Liu et al., 2007; Oyelese & Smulian, 2006; Zhang et al., 2010). Essas razões incluem história de SC anterior (Menacker, 2005), placenta prévia, acretismo (Wu, Kocherginsky, & Hibbard, 2005), apresentações anormais (Carayol, Blondel, Zeitlin, Breart, & Goffinet, 2007; Roman et al, 2008), anomalias do cordão umbilical, como prolapso (Livermore & Cochrane, 2006), gravidez múltipla (MacDorman, Menacker, & Declercq, 2008) e macrossomia (Henriksen, 2008). Outras razões incluem condições médicas preexistentes, como diabetes (Ricart et al., 2005), obesidade (Chu et al., 2007), pré-eclâmpsia (ou seja, hipertensão induzida pela gravidez juntamente com proteinúria), hipertensão, VIH/SIDA, herpes genital ou papiloma, doença de Crohn, malformação uterina e outros defeitos congénitos (Chaudhary & Salhotra, 2011; Gilliam, 2006). Estas condições médicas e obstétricas constituíram a maior parte dos estudos sobre as indicações da SC.

Foram observadas taxas elevadas de morbilidade e mortalidade graves entre as mulheres submetidas a cesariana electiva (CEC), em comparação com o parto vaginal (VB). Estas taxas elevadas foram comunicadas na América Latina (Villar et al., 2006) e em França (Deneux-Tharaux, Carmona, Bouvier-Colle, & Breart, 2006) e no Reino Unido (RU), onde um estudo comunicou que o risco de mortalidade de um parto por CEC era quase três vezes superior ao risco de um parto vaginal (Hansen, Wisborg, Uldbjerg, & Henriksen, 2008). Para além disso, os riscos de mortalidade e morbilidade para o feto associados à SC incluem infecções da ferida uterina (Deneux-Tharaux et al., 2006), taquipneia transitória, asfixia de nascimento, eclempsia, dificuldade respiratória e tromboembolismo. (Chongsuvivatwong et al., 2010; Jain & Dudell, 2006; Liu et al., 2007). A cesariana também acarreta um risco mais elevado de internamentos em cuidados intensivos neonatais e infantis e de mortes em comparação com os partos vaginais (MacDorman et al., 2006).

O aumento da incidência de SCE (Liu et al., 2007; Miesnik & Reale, 2007; Stanton & Holtz, 2006) tem uma contribuição importante para as taxas globais de SC (National Institute of Health [NIH], 2006), com mais mulheres a solicitarem a SC sem quaisquer indicações médicas e obstétricas (Betran et al., 2007). É difícil determinar que fração deste aumento é atribuída às cesarianas, mas foram sugeridas estimativas internacionais grosseiras que variam entre 4 e 18% (Lobel & De-Luca, 2007; Wiklund, Edman, & Andolf, 2007). O aumento da incidência de partos por cesariana a pedido da mãe (CDMR) afecta a saúde da população em geral, desviando recursos de saúde limitados. Além disso, coloca as mulheres e os fetos em risco acrescido de morbilidade evitável e de riscos obstétricos, tais como nados-mortos, placenta prévia, placenta acreta e rutura uterina em gravidezes sucessivas (Gilliam, 2006; Liu et al., 2007; Miesnik & Reale, 2007); devido a estes factores, as cesarianas a pedido da mãe não se justificam do ponto de vista ético (Gibbons et al., 2012). Embora os dados sobre a incidência destas doenças em Nairobi sejam limitados, várias estimativas indicam taxas elevadas (1 em 13600) de placenta prévia (U.S. Census Bureau, International Data Base, 2005) e de nados-mortos (22 em 1000 nascimentos) no Quénia (Cousens et al., 2011). Na Nigéria, foram registadas taxas de incidência de placenta acreta (1 em 282) na região sudeste (Umezurike & Nkwocha, 2007) e de rutura uterina (1 em 106) no Hospital Universitário da Universidade da Nigéria (Ezegwui & Nwogu-Ikojo, 2005); e na maioria dos outros países em desenvolvimento, foram registadas taxas de incidência de rutura uterina de 1 em 1000 (Lombaard & Pattinson 2006).

Compreender os preditores e as razões para a escolha do parto por cesariana em Nairobi num modelo psicossocial é um passo crucial para gerir e controlar as taxas de cesariana no Quénia. Assim, é necessário conhecer os factores que contribuem para as intenções das mulheres em relação ao parto por cesariana, incluindo a sexualidade, a autoimagem, o auto-controlo, o apoio social, os conhecimentos e outros comportamentos psicossociais. Ao examinar os determinantes psicossociais da SCE em Nairobi, o estudo teria efeitos de mudança social ao contribuir para o conhecimento neste domínio em termos de compreensão da contribuição relativa dos factores psicossociais que influenciam as decisões maternas de SCE. Além disso, o estudo ajudará a desenvolver diretrizes que servirão de base à prática da SCE no Quénia.

Declaração do problema

No contexto do aumento das taxas de cesarianas a nível mundial, a redução das taxas de cesarianas é um objetivo de saúde pública viável, com o objetivo de manter as taxas globais de cesarianas em 15% ou menos de todos os nascimentos. As razões para a cesariana são menos estudadas, mas os riscos da cesariana em que a mulher tem um papel direto podem ser reduzidos significativamente através de estratégias de saúde pública conhecidas, tais como a gestão adequada da última fase do trabalho de parto, a educação materna e o aconselhamento sobre o nível correto de segurança e a dissipação dos seus receios sobre o processo de nascimento. Estudos associam a realização de cesarianas a maiores riscos, incluindo maior hemorragia pós-parto ou perda excessiva de sangue, danos nos órgãos internos, perda progressiva da capacidade reprodutiva futura e menor ligação psicossocial ao bebé e qualidade da amamentação, em comparação com a gestação vaginal.

Uma revisão da literatura mostra que as mulheres consideram a cesariana electiva por várias razões psicossociais, muitas das quais, no entanto, são covariáveis interligadas, o que torna difícil para as mulheres e para os clínicos de saúde pública decifrar e abordar as influências preditivas. Estes factores incluem os traços de personalidade da mulher (por exemplo, autonomia, autocontrolo/autoestima e confiança no processo de parto); tocofobia ou medo da dor do parto e do nascimento de uma criança; evitamento da perceção da dor do parto; perceção da preservação da função sexual; satisfação com o apoio social; depressão, stress e ansiedade (devido às expectativas/perspectivas do parto); e conveniência social. Compreender em que medida estes factores interagem, bem como, colectiva e relativamente, predizem a SCE tem, portanto, um efeito social importante e é o foco deste estudo. O estudo procura examinar, através de regressão logística, os principais factores psicossociais que determinam o aumento dos casos de SCE, com especial referência às mulheres grávidas nas maternidades de Nairobi.

Objetivo do estudo

O objetivo deste estudo quantitativo é examinar os factores psicossociais que determinam a escolha do modo de parto pelas mulheres em duas unidades obstétricas selecionadas em Nairobi, no Quénia - o Pumwani Maternity Hospital (PMH) e o Kenyatta National Hospital (KNH). O estudo também procurou determinar em que medida um conjunto de factores psicossociais pode prever significativamente a ECS num modelo de regressão logística.

Questões de investigação e hipóteses

As duas questões centrais da investigação são as seguintes Quais são os factores que determinam a escolha das mulheres pela SCE em vez da VD? Qual é o grau de previsão destes factores em relação à SCE?

As subquestões ou questões específicas de investigação são:

Questão de investigação 1: A taxa de incidência de partos por cesariana (incluindo cesarianas electivas) em dois estabelecimentos obstétricos de Nairobi (KNH e PMH) cumpre a recomendação das Nações Unidas (ONU) e do Instituto Nacional de Saúde (NIH) de ser igual ou inferior a 15%?

H01: Taxa de incidência de SC > 15%

HA1: Taxa de incidência de SC < 15%

Questão de investigação 2: A proporção de partos de SC que são electivos é superior à proporção mediana de 5% em Nairobi?

H02: Taxa de incidência de SCE < 5%

HA2: Taxa de incidência de ECS > 5%

Questão de investigação 3: Quais são os principais factores psicossociais preditores dos partos com CEC em Nairobi?

Questão de investigação 3a: Os traços de personalidade de uma mulher, medidos pelo ACS-30, CBSEI-C32 e RSE, estão associados à SCE?

H03a: Não existe associação entre a ECS e os traços de personalidade da mulher medidos pela ACS-30, CBSEI-C32 e RSE.

HA3a: Existe uma associação entre a ECS e os traços de personalidade da mulher, medidos pela ACS-30, CBSEI-C32 e RSE.

Questão de investigação 3b: Existe uma associação entre a função sexual da mulher, medida pela BISCS e pela FSFI, e a ECS?

H03b: Não existe associação entre a função sexual da mulher, medida pela BISCS e pela FSFI, e a ECS

HA3b: Existe uma associação entre a função sexual da mulher, medida pela BISCS e pela FSFI, e a ECS

Questão de investigação 3c: Existe uma associação entre a ECS e o medo de parto de uma mulher, medido pelo W-DEQ?

H03c: Não existe associação entre a ECS e o medo de parto das mulheres, medido pelo W-DEQ

HA3c: Existe uma associação entre a ECS e o medo de parto de uma mulher, medido pelo W-DEQ

Questão de investigação 3d: Existe uma associação entre o ECS e a perceção da dor de parto medida pelo SF-MPQ?

H03d: Não existe associação entre a ECS e a perceção de dor no parto, medida pelo SF-MPQ

HA3d: Existe uma associação entre a ECS e a perceção de dor no parto, medida pelo SF-MPQ

Questão de investigação 3e: Existe uma associação entre o ECS e o apoio social percebido, medido pelo MSPSS?

H03e: Não existe associação entre a ECS e o apoio social percebido, medido pelo MSPSS

HA3e: Existe uma associação entre a ECS e o apoio social percebido, medido pelo MSPSS

Questão de investigação 3f: Existe uma associação entre o ECS e o estado de saúde emocional relacionado com a gravidez de uma mulher?

H03f: Não existe associação entre a ECS e o estado de saúde emocional relacionado com a gravidez de uma mulher

HA3f: Existe uma associação entre a ECS e o estado de saúde emocional relacionado com a gravidez de uma mulher

Questão de investigação 3g: Existe uma associação entre as SCE e os factores de conveniência social (facilidade de planeamento do dia do parto, hora do parto, licença de maternidade e horário de trabalho, duração do processo de parto e disponibilidade imediata dos serviços de parto)?

H03g: Não existe associação entre ECS e factores de conveniência social

HA: Existe uma associação entre a SCE e os factores de conveniência social

Questão de investigação 4: O parto por cesariana electiva é previsto por um conjunto de factores psicossociais entre as mulheres que frequentam os serviços pré-natais nas duas maternidades selecionadas (KNH e PMH) em Nairobi, num modelo logístico múltiplo?

H04: As medidas psicossociais não predizem a incidência de SCE entre as mulheres grávidas em KNH e PMH

HA4: As medidas psicossociais predizem a incidência de SCE entre as mulheres grávidas em KNH e PMH.

Quadro teórico

O estudo foi orientado pelos princípios derivados de duas teorias psicossociais: o modelo ecológico social (MEE) de Bronfenbrenner (1994) e a teoria do comportamento planeado (TPB) de Ajzen (1991). O modelo ecológico social destaca a interação entre os factores e a interdependência dos mesmos em cinco níveis diferentes de influência sobre um problema de saúde (Rimer & Glanz, 2005); assim, factores intrapessoais ou individuais, factores interpessoais, factores institucionais, factores comunitários e factores de política pública. Considerando que o parto por cesariana é determinado por muitos factores, incluindo o estado psicossocial, as caraterísticas maternas, as infra-estruturas de cuidados de saúde e as políticas, a SEM, sendo multinível e interactiva, fornece um quadro valioso para a compreensão dos determinantes psicossociais intrapessoais dos partos por cesariana (Cruz, Guhleman, & Onheiber, 2008) num ambiente social caracterizado pelo tipo e força das relações sociais, integração social e redes sociais.

A teoria do comportamento planeado é desenvolvida a partir da teoria da ação racional (TRA). A teoria da ação fundamentada postula dois determinantes conceptuais da intenção de adotar um comportamento de saúde: a atitude em relação ao comportamento, ou a medida em que o comportamento é valorizado negativa ou positivamente, e a norma subjectiva, ou a pressão social percebida para realizar ou não a ação pretendida. A TCP acrescenta um terceiro determinante concetual designado por controlo comportamental percebido - a capacidade de executar uma determinada ação, a fim de resolver a limitação da incapacidade da TCP para explicar comportamentos que não são puramente volitivos (Ajzen, 2012). A TCP tem assim em consideração que certos factores para a escolha de uma mulher por um MdD estão para além das suas intenções volitivas. Muitos outros factores interpessoais (como a aprovação do médico, do cônjuge ou dos pares) e socioecológicos (presença de uma maternidade, capacidade financeira, normas sociais e redes sociais) influenciam frequentemente a execução da intenção de uma mulher de optar por um determinado MdD (Robson et al, 2009; Thompson, 2010). Por conseguinte, a TCP fornece um bom quadro teórico para prever e obter uma melhor análise das intenções, dos comportamentos e dos resultados efectivos da escolha do parto, que pode ser avaliada através da procura de respostas das mulheres grávidas a um conjunto de dez escalas psicossociais.

Natureza do estudo

O estudo foi efectuado numa amostra aleatória sistemática de mulheres grávidas que frequentavam serviços pré-natais em duas das principais maternidades de Nairobi. Num estudo de coorte prospetivo, as mulheres grávidas no terceiro trimestre (28-36 semanas) que frequentavam os serviços pré-natais em duas maternidades públicas (Pumwani Maternity Hospital e Kenyatta National Hospital) foram entrevistadas em relação a vários comportamentos psicossociais e seguidas em relação ao seu MoD. Foi determinada uma dimensão de amostra de 1400 mulheres, utilizando o princípio da probabilidade proporcional ao tamanho (PPS) das admissões hospitalares. A dimensão da amostra baseou-se na força moderada dos coeficientes de correlação para 10 factores de previsão, num poder de 80%, num *alfa* de 5% (Burkholder, 2009) e numa prevalência estimada de SCE de 5,0% - a taxa mediana de cesarianas. Um questionário estruturado que consistia principalmente em 10 escalas psicossociais foi então administrado às participantes no período pré-natal. As escalas incluíam: a Autonomy Connectedness Scale (ACS-30), a Rosenberg Self-Esteem Scale (RSE), o Wijma Delivery Expectancy/Experience Questionnaire (W-DEQ), o Short-form McGill Pain Questionnaire (SF-MPQ), a Body Image Self-Consciousness Scale (BISCS), a forma curta do Childbirth Self-Efficacy Inventory (CBSEI-C32); e o Índice de Função Sexual Feminina (FSFI), a escala multidimensional de apoio social percebido (MSPSS), a Escala de Depressão Pós-Natal de Edimburgo (EPDS), o Inventário de Ansiedade Traço-Estado (STAI) e a Medida de Intensidade dos Afectos (AIM). Após o acompanhamento dos registos hospitalares e entrevistas telefónicas pós-natais, o MoD foi analisado em relação a factores psicossociais significativos (pontuações) num modelo de regressão logística múltipla.

Definição de termos

Pontuação de Apgar: Um índice complexo que expressa numericamente o estado de um bebé (0-2 pontuações), normalmente determinado 60 segundos após o nascimento, com base no esforço respiratório, frequência cardíaca, tónus muscular, resposta a estímulos e cor da pele.

Parto vaginal assistido: A utilização de fórceps ou vácuo para facilitar um parto vaginal.

Ordem de nascimento: O número (ordinal) de um determinado nado-vivo em relação a todos os nados-vivos anteriores da mesma mulher.

Pontuação de Bishop: Uma pontuação que indica as perspectivas de indução do trabalho de parto, atribuída de acordo com a consistência do colo do útero, a extensão da dilatação cervical, a posição da cabeça do feto, o apagamento e a posição do colo do útero em relação ao eixo vaginal.

Cesariana: O parto de um bebé é feito através de incisões cirúrgicas na parede abdominal e no útero da mulher.

Confiança: O sentimento de ser capaz de se envolver num comportamento de saúde esperado.

Posição de litotomia dorsal: Posição adoptada por uma mulher durante o exame ginecológico ou o parto, deitada de costas, com os joelhos levantados e dobrados, as pernas estendidas e os pés apoiados numa superfície para suporte.

Episiotomia: Uma operação cirúrgica para alargar a vulva e o períneo durante a VD.

Cesariana electiva: Cesariana efectuada sem motivo médico ou obstétrico satisfatório.

Indução electiva do parto: Uma tentativa de antecipar o início espontâneo do trabalho de parto, sem indicação médica.

Incontinência fecal: Incapacidade de reter as fezes no intestino grosso devido a uma falha no controlo voluntário dos esfíncteres anais que controlam os movimentos intestinais, permitindo a saída intempestiva de fezes e gases.

Gravida: O número da gravidez em que a mulher se encontra. Assim, primigesta (gravida I), secundigesta e tertigravida são mulheres na primeira, segunda e terceira gravidez, respetivamente. Uma multigravida é uma mulher que já teve uma ou mais gravidezes anteriores.

Intenção: A vontade expressa da disponibilidade de alguém para adotar um determinado comportamento; considerada como um precursor imediato do comportamento.

Natal: Relativo ao nascimento. Pré-natal e pré-natal referem-se ao que diz respeito ou ocorre durante a gravidez; perinatal significa que ocorre durante o período em torno do nascimento (5 meses antes e 1 mês depois), e pós-natal significa que ocorre (imediatamente) após o nascimento da criança.

Paridade: O número de filhos nascidos vivos de uma mulher. Uma mulher é nulípara (uma nulípara) se nunca deu à luz, primípara (uma primípara) se deu à luz apenas um filho e multípara (ou plurípara) se deu à luz duas ou mais vezes. Com base no número de filhos esperados num parto, uma mulher é unípara se tiver uma gravidez única num só parto e multípara se tiver mais do que um filho, como gémeos (bípara), num só parto.

Partum: Nascimento. Ante partum significa que ocorre antes do parto, postpartum significa que ocorre após o parto (período de tempo que se segue ao parto) e puerpério significa o estado da mulher durante o parto ou imediatamente a seguir (período de aproximadamente seis semanas desde o momento do parto até ao regresso ao tamanho normal do útero). Intraparto é o estado relacionado com o parto.

Pavimento pélvico: Um grupo de músculos que formam os tecidos moles que envolvem a saída pélvica ou a cavidade abdominal.

Disfunção do pavimento pélvico (DAP): Uma série de perturbações do pavimento pélvico causadas pelo enfraquecimento ou lesão dos músculos pélvicos e dos tecidos conjuntivos.
A DFP inclui qualquer uma das condições clínicas, como o prolapso dos órgãos pélvicos, a incontinência fecal ou urinária, entre outras.

Prolapso de órgãos pélvicos (POP): Uma queda ou abaulamento anormal de órgãos ou estruturas pélvicas, como o útero, o colo do útero, a vagina ou o peritoneu, dos seus locais de fixação normais ou da sua posição normal na pélvis.

Períneo: A parte do corpo na pélvis (escroto nos homens e junção da vulva nas mulheres) que é ocupada pelas passagens urogenitais e pelo reto.

Placenta acreta: Uma complicação obstétrica grave que envolve a fixação profunda da placenta nas camadas internas da parede uterina.

Placenta prévia: Uma complicação obstétrica que envolve a aderência da placenta à parede uterina, perto ou envolvendo o colo do útero, ao ponto de poder sair primeiro do que a criança durante o parto. Este facto pode provocar uma hemorragia materna grave.

Referente: Um cônjuge, membro da família, parente, amigo próximo ou membro da comunidade que o indivíduo considera parte da sua rede de apoio social.

Fases do trabalho de parto: As três fases que caracterizam a evolução do trabalho de parto durante o parto. Na primeira fase do trabalho de parto, as contracções uterinas abrem (dilatam) o colo do útero durante 12 horas ou mais, consoante a paridade. Durante a segunda fase do trabalho de parto, que dura entre alguns minutos e duas horas, o bebé é empurrado para fora do útero através do canal de parto. A terceira fase, que dura cerca de 10 a 20 minutos, é o período de expulsão da placenta.

Auto-eficácia: explicada por Bandura (1977) como a crença ou confiança na capacidade de uma pessoa para planear e executar um curso necessário para realizar uma ação específica.

Outro significativo: Uma pessoa que é importante ou influente na vida de alguém, como um cônjuge ou amante, um membro da família ou um amigo próximo.

Estatuto socioeconómico (SES): Uma construção complexa desenvolvida a partir de múltiplos indicadores, incluindo o rendimento familiar, a educação e a profissão.

Rede social: Uma teia de relações ou laços sociais que rodeiam uma pessoa, tais como interações conjugais, de parentesco, residenciais, profissionais e de grupos de bem-estar.

Apoio social: Assistência ou cuidados prestados por outras pessoas sob a forma de conselhos, informações, ajuda, companheirismo e avaliações carinhosas ou íntimas.

Incontinência de esforço: Condição em que se perde urina sem esforço durante a realização de um exercício físico ou atividade, como espirrar, rir ou tossir, devido a uma força insuficiente dos músculos do pavimento pélvico.

Trimestre: Um período de três meses cada de gravidez humana. Assim, o primeiro trimestre refere-se ao período compreendido entre o início do último ciclo menstrual e a 12ª semana de gestação; o segundo trimestre é a fase compreendida entre a 13ª e a 27ª semana de gestação, e o terceiro trimestre é a última fase, desde a 28ª semana de gestação até ao nascimento da criança.

Rutura uterina: Separação completa da parede do útero, envolvendo a rutura das camadas internas da parede uterina (endométrio e miométrio) e da serosa sobrejacente (camada externa do útero) durante a gravidez ou o parto (Guise et al., 2004).

Deiscência de cicatriz uterina: A separação de uma cicatriz pré-existente sem romper o peritoneu visceral sobrejacente ou a serosa uterina ou sem hemorragia significativa dos seus bordos.

Incontinência urinária: A saída de urina da bexiga involuntariamente devido à incapacidade de controlo da bexiga.

Manobra de Valsalva: Expiração forçada de uma pessoa com a traqueia fechada para evitar a saída de ar pela boca ou pelo nariz. A manobra de Valsalva impede o retorno do sangue venoso ao coração.

Pressupostos

Parte-se do princípio de que este estudo assenta numa base teórica sólida constituída pela TPB e pela SEM. Partiu-se do princípio de que a cesariana é um verdadeiro problema de saúde pública em Nairobi e que a cesariana electiva, tal como claramente definida no estudo, contribui significativamente para a sua incidência.

Parte-se do princípio de que os indicadores psicossociais investigados neste estudo são mensuráveis de forma fiável com os instrumentos propostos, e que as categorias de parto VD, ECS e cesariana não selectiva (NECS) nesta investigação são suficientemente distintas para satisfazer o pressuposto da independência de alternativas irrelevantes para uma regressão logística múltipla. Assume-se também que quase todos os factores cruciais com a contribuição mais provável na literatura foram acomodados no instrumento de estudo e que os participantes no estudo responderam aos questionários de forma verdadeira e da melhor forma possível.

Âmbito de aplicação e delimitações

Embora algumas operações de cesariana sejam realizadas por indicação ou instigação do médico, o âmbito deste estudo limita-se às operações de cesariana realizadas a pedido da mulher grávida. O estudo não incluiu casos com indicação médica ou obstétrica, mas centrou-se na vontade expressa da mulher de fazer uma cesariana com base em factores psicossociais presumivelmente evitáveis ou modificáveis. O desenho está ciente do facto de que a atitude do médico tem algum efeito sobre o MdD que é finalmente adotado, mas assume-se que esta influência é equilibrada tanto para o parto vaginal como para o parto por cesariana (Weaver & Statham, 2005), e esta influência paternalista ou médico-paciente está fora do âmbito deste estudo.

Limitações

O estudo será efectuado entre mulheres (18-49 anos) provenientes de diferentes aglomerações urbanas que frequentam os serviços pré-natais (3rd trimestre) e que são acompanhadas no período pós-natal (na consulta da 6ª semana pós-natal) em dois hospitais/maternidades públicos de Nairobi. A generalização dos resultados do estudo limita-se às pessoas que utilizam as unidades de saúde nacionais na cidade de Nairobi e não às comunidades semi-urbanas e às zonas rurais.

Inerente à conceção deste estudo (coorte prospetivo) é o facto de o estudo só poder identificar factores preditivos associados ao MoD postulado. A validade interna também é menor para estes estudos observacionais do que para os estudos experimentais, uma vez que não é possível efetuar uma aleatorização completa. O viés de seleção pode resultar da perda de seguimento dos participantes, mas foram tomadas medidas adequadas para maximizar a taxa de retenção e a taxa global de participação.

Resumo e transição

Neste capítulo, são delineadas as diferentes secções do contexto do estudo, o problema, os conceitos e o plano de investigação. O capítulo estabelece que a cesariana é um problema de saúde pública significativo que está a aumentar a nível mundial (Betran et al., 2007), regional (Sufang et al., 2007) e local, apesar dos riscos associados (Carayol et al., 2007; Jain & Dudell, 2006; Larsson et al., 2006; Villar et al., 2006). Embora a maioria das incidências de cesarianas tenha indicação médica ou obstétrica, sugere-se que a cesariana electiva contribua significativamente para o aumento das taxas, sendo necessário determinar os factores determinantes da cesariana electiva. As taxas de cesariana electiva são desnecessariamente elevadas, sobretudo nos hospitais urbanos e privados (ACOG, 2007; Liu et al., 2007; Lobel & De-Luca, 2007; Wiklund, Edman, & Andolf, 2007). Apenas alguns estudos quantitativos investigaram os factores psicossociais que predizem a escolha de um MdD por parte de uma mulher (Lin, & Xirasagar, 2005) e a maioria dos estudos sobre partos por cesariana são qualitativos (Pang et al., 2007; Stanton & Holtz, 2006). Baseado no modelo ecológico social e na teoria do comportamento planeado, este estudo examina, através de regressão logística múltipla, os principais factores psicossociais identificados como preditivos da ECS em hospitais públicos e privados de Nairobi.

O Capítulo 2 apresenta uma revisão da literatura sobre cesariana electiva e identifica as principais conclusões, limitações metodológicas e/ou contextuais e lacunas de investigação destes artigos. A revisão centra-se nos principais factores psicossociais que se verificou influenciarem a cesariana electiva, tais como a autonomia e o controlo maternos, o medo, a evitação da dor, a manutenção da função sexual, o apoio/redes sociais, a personalidade e a conveniência social.

O Capítulo 3 apresenta a metodologia de investigação, descrevendo o desenho, a montagem, a amostra, bem como os instrumentos de investigação a utilizar no estudo. Os instrumentos centram-se em escalas psicométricas específicas utilizadas nas diferentes medidas psicossociais para os preditores hipotéticos da SCE. São também descritos os planos para a análise de regressão logística múltipla dos vários factores psicossociais e resultados, bem como os planos para a proteção ética dos participantes.

Capítulo 2

Revisão da literatura

No capítulo 1, foi estabelecida a escassez de estudos quantitativos que tenham examinado a contribuição de vários factores psicossociais para a incidência de cesarianas electivas (CEC), apesar da importância para a saúde pública do aumento das taxas de cesarianas nas cidades. O objetivo deste estudo é examinar os factores psicossociais que determinam a escolha do MdD por parte das mulheres e o seu valor preditivo nos partos por cesariana electiva em estabelecimentos obstétricos de Nairobi, no Quénia.

Neste capítulo, é apresentada uma revisão da literatura de investigação na área das SCE e uma discussão dos principais resultados desses artigos e das suas limitações metodológicas e contextuais, identificando as lacunas de investigação que acabaram por fundamentar a definição do problema. O capítulo está organizado em 8 subtítulos, começando com a introdução ao capítulo e terminando com uma conclusão e uma breve descrição do problema de investigação. Os subtítulos estão organizados da seguinte forma: origem histórica da cesariana, discussão sobre a prevalência e as tendências das taxas de cesariana - global, regional e a informação limitada a nível nacional, bem como uma revisão das indicações obstétricas e médicas para a cesariana. Uma secção substantiva é reservada para uma revisão de oito factores psicossociais que se verificou anteriormente influenciarem a cesariana, quer em estudos qualitativos quer quantitativos, incluindo: autonomia e controlo maternos, medo, evitamento da dor, manutenção da função sexual, redes familiares e sociais, personalidade (autoestima e autoimagem) e conveniência. A secção é seguida de uma discussão dos métodos utilizados nos estudos anteriores, identificando quaisquer limitações e pontos fortes relevantes para este estudo.

Estratégia de pesquisa bibliográfica

A revisão envolveu a realização de uma pesquisa nas quatro principais bases de dados: Academic Search Premier da Universidade de Walden, Medline, CINAHL e Google Scholar para identificar publicações relevantes para o tópico, com prioridade para artigos de investigação originais revistos por pares de janeiro de 2005 até à data. A pesquisa também incluiu a verificação das listas de referências dos artigos primários e a recuperação de quaisquer artigos-chave e revisões da Web limitadas aos últimos 10 anos de publicação, a fim de captar apenas a literatura relevante para os desenvolvimentos recentes. Para além disso, foram incluídos trabalhos clássicos que não teriam sido incluídos na pesquisa original para informação de base e testes/métodos psicossociais, mesmo que tivessem uma data de publicação superior a 10 anos.

A revisão adoptou os termos de pesquisa principais: *cesariana electiva* ou *cesariana a pedido da mãe*. Também foram incorporados na pesquisa adicional os termos: *modo de parto preferido pela paciente*, *cesariana de escolha materna*, *cesariana a pedido* e "*partos por cesariana não indicados*". Os artigos selecionados para inclusão na revisão incidiram sobre a cesariana electiva ou planeada, solicitada ou exigida por mulheres grávidas sem quaisquer indicações médicas/clínicas ou obstétricas. Os artigos foram organizados em temas específicos, com a hipótese de serem determinantes psicossociais da cesariana electiva, factores de risco, teoria, métodos e história, e foram guardados em subpastas separadas na pasta principal da Revisão da Literatura.

Foram selecionados para inclusão artigos de investigação publicados que exploravam o pedido materno de partos por cesariana . As revistas foram revistas e avaliadas quanto ao conteúdo e por medidas de validade e fiabilidade. Os factores psicossociais recorrentes e as razões para as cesarianas foram identificados e organizados em subtítulos distintos em torno dos quais a literatura foi sistematizada.

Foram excluídos desta revisão os estudos publicados antes de 2005 e as literaturas relativas à escolha do médico para a cesariana envolvendo indicações médicas ou obstétricas

.

Por conseguinte, a revisão centrou-se nos factores específicos que influenciam as mulheres a pedir uma cesariana quando o parto vaginal espontâneo seria um MoD adequado. Os estudos de investigação que examinam a cesariana solicitada pela paciente nos países africanos em desenvolvimento e no Quénia, em particular, foram inicialmente planeados para serem incluídos nesta revisão, mas devido à escassez de material em muitos países, a maior parte da literatura foi emprestada de outros países.
Devido à escassez de material em muitos países, a maior parte da literatura provém de artigos de investigação do Médio e do Sudeste Asiático e de países da América do Norte.

Fundamentação teórica

O estudo baseou-se nas teorias do SEM (Bronfenbrenner, 1994) e do TPB (Ajzen, 1991).

O modelo ecológico social

Descrição. A SEM é uma estratégia interactiva e multinível para avaliar os determinantes dos comportamentos e dos resultados em matéria de saúde (Cottrell et al., 2009). A SEM sublinha a interdependência e as interações entrelaçadas dos factores em todos os níveis de um problema de saúde (Rimer & Glanz, 2005). A perspetiva ecológica reconhece o facto de que os comportamentos e as condições de saúde fazem parte de um sistema mais vasto que é mais bem abordado a vários níveis. A SEM classifica cinco níveis diferentes de influência no comportamento de saúde, mas que podem ser condensados em três níveis (Rimer & Glanz, 2005):

1. Factores intrapessoais ou individuais, que consistem em caraterísticas pessoais que moldam o comportamento; por exemplo, conhecimentos, atitudes e crenças, bem como traços de personalidade.
2. Factores interpessoais que consistem em desenvolvimentos de pessoa para pessoa e grupos primários como pares, amigos e família, que fornecem definição de papéis, identidade social e apoio social.
3. Factores a nível comunitário, incluindo:
   a. Factores institucionais/organizacionais que incluem as regras, as políticas, os regulamentos e as formações informais, que podem promover ou restringir os comportamentos pretendidos.
   b. Factores comunitários que incluem redes sociais regulamentadas informais ou formais e normas/padrões entre organizações, grupos e indivíduos.
   c. Factores de política pública que englobam leis e políticas locais, nacionais e internacionais que orientam os comportamentos saudáveis pretendidos para a prevenção, deteção precoce, controlo e gestão dos riscos para a saúde.

Justificação. A SEM foi escolhida para constituir o quadro teórico devido à sua abordagem abrangente, multinível e interactiva (Cottrel et al., 2009). A SEM fornece um quadro valioso para a compreensão dos determinantes psicossociais intrapessoais para a prestação de SC (Cruz, Guhleman, & Onheiber, 2008) num ambiente social influenciado por factores interpessoais e comunitários, como as relações sociais, a integração social e as redes sociais. Os seres humanos, enquanto seres sociais, têm o seu comportamento fortemente afetado pelo ambiente social. As escolhas e intenções comportamentais, como o modo de parto, podem ser reforçadas ou mantidas por caraterísticas do ambiente social que estão dentro e fora do controlo de uma pessoa (Cifuentes et al., 2005). As mudanças na esfera interpessoal - incluindo o capital social ou as relações e redes sociais (Kawachi, 2006, 2008; Moore, Shiell, Hawe, & Haines, 2005), e os factores ocupacionais, comunitários e de política pública motivarão o desempenho individual do comportamento de saúde pretendido. Neste estudo, a gravidez é definida como um acontecimento social importante, cuja evolução depende do estado psicológico da mulher e do seu meio social. Os resultados da gravidez e do parto, tal como muitos outros resultados de saúde modernos, resultam de uma interação intrincada de factores como os determinantes pessoais, comportamentais, sociais e económicos ao longo da vida da mulher.

O estudo considera que a ocorrência de uma cesariana é determinada por muitos factores. Para além do estado psicossocial da mulher, como o estatuto socioeconómico (Tang, Li, & Wu, 2006), a depressão, a ansiedade do parto, a sexualidade e o medo do nascimento, as caraterísticas maternas, como a educação, o peso, a idade e a paridade, também são importantes. Os partos por cesariana também são influenciados por instituições (como maternidades, associações profissionais e local de trabalho), outras pessoas (como parceiros sociais, pares e familiares) e políticas públicas (sobre a gestão da gravidez e do parto, avaliação de riscos, sistema de cuidados pré-natais e pós-natais e cobertura de seguros), que em conjunto ajudam os indivíduos a fazer a escolha entre um parto vaginal ou por cesariana no seu quotidiano (Rimer & Glanz, 2005; McKenzie et al., 2009; Scioscia et al., 2008).

O acesso da mulher à rede de apoio social, em termos de amigos, família e estruturas comunitárias a que uma pessoa pode recorrer para obter ajuda, tranquilidade, aconselhamento e consolo, é um fator determinante significativo do seu estado de saúde (Moore, Shiell, Hawe, & Haines, 2005; Seigel & Lotenberg, 2007). Arjun (2008) salientou que o tipo de instituição (pública ou privada, docente ou não docente) e o tipo de prática (individual ou em grupo), o estatuto socioeconómico da utente e a disponibilidade permanente de serviços auxiliares de apoio (como serviços pediátricos, anestésicos e de banco de sangue) são determinantes importantes do MoD e interagem para aumentar as taxas de partos por cesariana (Scioscia et al., 2008).

Foi sugerido que factores relacionados com as doentes e os médicos, como a conveniência (escolha de uma hora do dia e/ou dia da semana conveniente para o parto) ou aliciantes monetários, são responsáveis por variações nas taxas de SC (Tang, Li, & Wu, 2006). Alguns estudos relataram taxas de SC significativamente mais baixas aos fins-de-semana e à noite (Stamer, Wiese, Stüber, Wulf, & Meuser, 2005; Epstein, Ketcham, & Nicholson, 2008) para conveniência do horário do médico e, por vezes, da cliente.

Teoria do comportamento planeado

Descrição. A TCP deriva da teoria da ação racional (TRA) com um terceiro determinante concetual adicional da intenção de adotar um comportamento de saúde - o controlo comportamental percebido (Ajzen, 2012). Esta adição destina-se a resolver a limitação da incapacidade da TRA para elucidar comportamentos que não são puramente volitivos. De acordo com a TCP, a intenção de uma pessoa de praticar determinados comportamentos é uma função de três construtos conceptuais:

1. Atitude em relação ao comportamento: a medida em que o comportamento é valorizado de forma negativa ou positiva. Ligada ao modelo de expetativa de valor ou às expectativas de resultado de Bandura (Bandura, 2007), a atitude em relação a um comportamento de saúde é estabelecida pelo conjunto total de crenças disponíveis que ligam o comportamento aos benefícios percebidos ou às vantagens e desvantagens de vários resultados (Ajzen, 2012) ou ao valor que se atribui a um determinado resultado (Blalock, Beard, & Dusetzina, 2010). Quanto mais fortes forem as crenças sobre atributos ou resultados positivos na execução do comportamento, mais positiva será a atitude em relação a esse comportamento específico (Montano & Kasprzyk, 2008) e vice-versa.
2. Norma subjectiva: a pressão social percebida para se envolver ou não no comportamento pretendido (Ajzen, 2012), proveniente de parceiros sexuais, amigos, pares, pais, supervisores, colegas, modelos, bem como profissionais. Indivíduos que percebem essas pessoas como importantes em suas vidas e acreditam que elas aprovam seus comportamentos, são motivados a realizar os comportamentos pretendidos para atender às expectativas do referente e, portanto, terão uma norma subjetiva positiva (Carmeli, & Schaubroeck, 2007). O inverso também se aplica às normas subjectivas negativas.
3. Controlo comportamental percebido: a capacidade percebida de um indivíduo para executar um determinado comportamento (Ajzen, 2012), semelhante ao conceito de auto-eficácia na teoria social cognitiva (Bandura, 1977). Um maior controlo comportamental percebido motiva a intenção de uma pessoa de executar o comportamento específico e, sem controlo percebido, as intenções podem ser fracas, mesmo que as atitudes em relação ao comportamento e a norma subjectiva sejam fortes. A capacidade percebida de executar um comportamento é um pré-requisito para a realização de um comportamento de saúde desejável (Ajzen, & Manstead, 2007).

Justificação. A TCP é selecionada em vez da TRA pela sua capacidade de ter em conta o facto de alguns factores que definem a escolha de uma mulher por um MdD estarem para além das suas intenções volitivas. Apesar de alguns investigadores considerarem que a cesariana electiva deve ser uma decisão puramente pessoal e informada, depois de se terem considerado suficientemente os benefícios e os riscos associados, tanto para a mãe como para o bebé, muitos outros factores interpessoais (por exemplo, a aprovação do médico, do cônjuge ou dos pares) e socioambientais (por exemplo, o acesso às instalações, a capacidade financeira, as normas sociais e as redes sociais) influenciam frequentemente a execução dessa intenção (Robson et al, 2009; Thompson, 2010). Por conseguinte, a TCP fornece um bom quadro teórico para prever e obter uma melhor análise das intenções, comportamentos e resultados reais da escolha do parto, que foi avaliada através da administração aos participantes de um questionário composto por um conjunto de escalas psicossociais específicas. É de salientar que a expressão de um desejo por um determinado MdD (vaginal ou cesariana) não se traduz necessariamente nesse MdD (Pang, Leung, Lau, & Chung, 2008). Esta observação sublinha o valor do terceiro construto da TCP, segundo o qual a motivação final da mulher vai além da sua intenção de dar à luz por cesariana ou via vaginal e da sua atitude em relação a essa motivação específica, e inclui o seu nível percebido de controlo comportamental durante o processo de parto. Quanto mais forte for o nível de controlo percebido, maior será a probabilidade de a mulher realizar a escolha pretendida de parto (Ajzen, 2012).

Quadro concetual

Com base nas teorias da epidemiologia social, a convergência de factores (stress fisiológico, estado psicológico, caraterísticas pessoais, comportamentos sexuais e interação social) que ligam as condições sociais a resultados de saúde importantes exige uma abordagem epidemiológica para a compreensão dos resultados do parto que incorpore as experiências sociais como um determinante mais direto do que a visão habitual no domínio da saúde reprodutiva. O quadro concetual assenta na multiplicidade de factores que afectam as decisões em matéria de SCE a diferentes níveis (individual, interpessoal e comunitário) num ambiente social (Cottrel et al., 2009) e no facto de as decisões individuais das mães em relação a um MdD não serem inteiramente volitivas (Ajzen, 2012). O quadro fornece a base para determinar os factores psicossociais utilizando modelos de regressão logística no estudo para desenvolver um modelo preditivo para a seleção de ECS e eventual conceção de actividades de prevenção para manter taxas óptimas de SC.

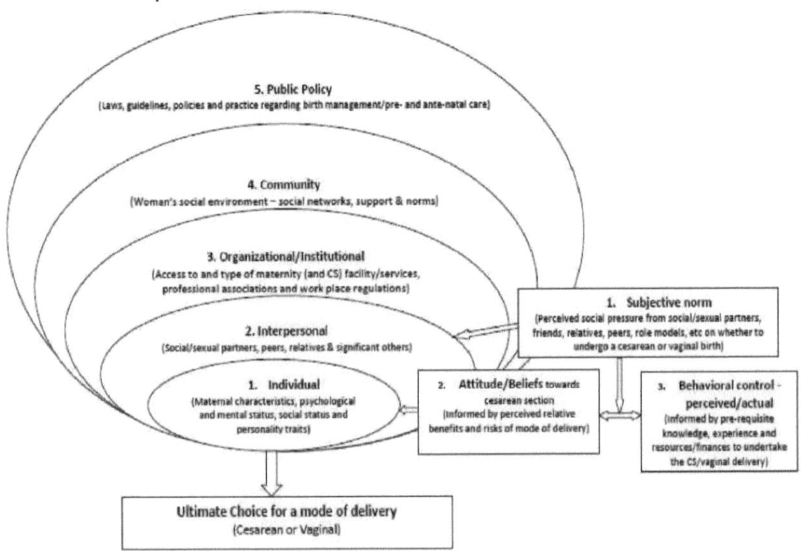

Figura 1: Modelo concetual que explica os determinantes psicossociais dos partos por cesariana.

Origem histórica dos fornecimentos de CS

Uma revisão da história médica das operações de SC faz numerosas referências às antigas lendas romanas, egípcias, hindus, gregas e outras lendas europeias, não contemplando a possibilidade de o líder romano Júlio César ter dado à luz através deste procedimento cirúrgico em 100 a.C., e por isso a operação foi baptizada com o seu nome (Todman, 2007). Isto deve-se ao facto de a mãe de César ter vivido muitos anos depois do seu nascimento, numa altura em que a operação teria muito provavelmente causado a sua morte (Todman, 2007, p.357). A lei romana do século VIII a.C., que mais tarde ordenou o procedimento de CS nas últimas semanas de gestação em mães moribundas para salvar a vida do bebé, fornece a versão mais provável da sua origem (van Dongen, 2009, p.62). Os termos latinos *caedare*, que significa cortar, e *caesones*, aplicados na altura a bebés nascidos de operações post-mortem, fornecem outras origens possíveis (Todman, 2007, p.357). Os primeiros casos de cesarianas bem sucedidas foram realizados em zonas rurais remotas que não dispunham de instalações cirúrgicas e pessoal médico adequados (Walsh, 2008). O primeiro relato escrito de um par mãe-bebé que sobreviveu a uma cesariana veio provavelmente da Suíça, em 1500, quando um pastor de porcas realizou o procedimento na sua mulher após longos dias em trabalho de parto (Van Dongen, 2009, p.64). Na África Oriental, por exemplo, há relatos de uma SC realizada com sucesso por curandeiros tradicionais Kahura no Uganda em 1879. Registam-se relatos semelhantes no Ruanda, onde as misturas de plantas também eram utilizadas como anestesia e para promover a cicatrização de feridas após a SC (Todman, 2007; Van Dongen, 2009).

A origem dos partos por cesariana está relacionada com as dificuldades sentidas nos nascimentos de crianças humanas, que são explicadas pelas teorias da Savana e do Macaco Aquático de Hardy sobre a evolução do bipedalismo (Moalem, 2007, pp 200-212). Estruturalmente, a causa das dificuldades de parto nos seres humanos é atribuída àquilo a que alguns investigadores se referem como a tripla ameaça de uma pélvis torcida, concebida para andar, de bebés virados para trás à nascença (Walsh, 2008; Wittman, & Wall, 2007), de modo a que a cabeça saia primeiro, e de cérebros grandes com cabeças grandes associadas, o que levou à tradição humana geral de assistência mútua no parto - parteiras e obstetras, e de nascimento por cesariana. Hardy, um biólogo marinho, tinha apresentado uma explicação controversa já em 1960, ligando algumas modificações anatómicas a uma possível vida aquática primitiva que permitia aos seres humanos manterem-se à tona de água e mais flutuantes (Moalem, 2007).

Prevalência de partos com cesariana

Tarifas globais para entregas CS

Análise das taxas nacionais, regionais e globais de SC por Betran et al. (2007) concluiu que, apesar da distribuição desigual e da grande variação por continente, região e país, 15% dos nascimentos ocorrem por SC a nível mundial. Muitos países excedem a taxa recomendada de 15% ou menos, mas as taxas variam entre 0-46% (Sufang et al., 2007). Nos países desenvolvidos, uma média de 21,1% dos nascimentos são cesarianas, com taxas tão elevadas como 31,1% nos Estados Unidos em 2006 (Hamilton, Martin, & Ventura, 2007). Os países da América Latina e das Caraíbas apresentaram a taxa média mais elevada, de 29,2%, enquanto África apresentou a taxa média mais baixa (3,5%). Verificou-se uma forte correlação entre a SC e as taxas de mortalidade (neonatal, infantil e materna) nos países que registaram taxas de mortalidade elevadas (Betran et al., 2007).

As taxas de cesariana são geralmente elevadas na China, em Porto Rico, na América Latina, nos EUA e na maioria dos outros países industrializados. A China tem as incidências mais elevadas de cesariana do mundo, com até 46% dos bebés nascidos por cesariana (Zhang et al., 2008). Em 2004, a taxa de partos por cesariana era de 20-21,5% no Reino Unido, ligeiramente superior no Canadá, com 22,5% em 2002, e superior a 30% na Austrália (Robson et al., 2009).

No Brasil, a taxa de SC é a segunda mais alta da América Latina, chegando a 35% nos hospitais públicos e muito mais alta (mais de 80%) na maioria dos hospitais privados (Betran et al., 2007; Ronsmans, Holtz, & Stanton, 2006). Nos Estados Unidos, o Departamento de Saúde e

Serviços Humanos (DHHS) tinha como objetivo estabelecer as taxas de SC em 15% até 2010 (ACOG, 2007), mas a taxa manteve-se elevada, em mais de 31%, apesar de ter diminuído significativamente de 48% em 1996 (CDC, 2009).

Dietz (2005) identificou quatro factores demográficos principais que contribuem para as elevadas taxas de SC nas sociedades ocidentais: a redução das tendências de morbilidade e mortalidade relacionadas com a SC; o aumento das tendências seculares da obesidade (IMC) e o avanço da idade materna na sociedade envelhecida, incluindo a idade do primeiro parto, que afecta a morbilidade do pavimento pélvico (Dietz, 2006); e o avanço do conhecimento sobre os resultados angustiantes do parto vaginal.

Limiar para as taxas de SC. Em conjunto com as agências das Nações Unidas, os investigadores recomendam que as taxas de cesariana se situem entre 5 e 15% num país e apoiam mais investigação sobre o assunto (Althabe et al., 2006; Ronsmans, Holtz, & Stanton, 2006; Gibbons et al., 2012). Dado que estas taxas em muitos países excedem a taxa máxima recomendada, os partos por cesariana tornaram-se uma preocupação de saúde pública (Stanton, & Holtz, 2006). O aumento da incidência de cesarianas electivas (ECS) foi documentado por Liu et al. (2007), bem como os riscos conhecidos associados para o bebé e para a mãe (Villar et al., 2006; Belizan, Althabe, & Cafferata, 2007). As mulheres submetidas a um parto por cesariana enfrentam vários riscos, incluindo um maior risco de danos nos órgãos internos, perda de sangue e disfunção do pavimento pélvico (Dietz,
2006), maior risco de mortalidade (Belizan, Althabe, & Cafferata, 2007), para além de lacerações, síndrome de angústia respiratória e taquipneia transitória para o bebé.

McClure, Goldenberg e Bann (2007) sugeriram que a taxa de cesariana pode ser utilizada como um indicador de processo em programas de maternidade segura, quando tanto os nados-mortos como a mortalidade materna diminuíram acentuadamente numa altura em que as taxas de cesariana aumentaram de 0-10%. No entanto, Althabe et al. (2006) concluíram que taxas superiores a 10% não são apoiadas por indicações médicas maternas cientificamente estabelecidas, enquanto Gibbons et al. (2012) defendem que as taxas de cesariana devem situar-se entre 5-10%. Evidências sugestivas indicam que as taxas de cesariana de 3,6 - 6,5% são necessárias para resolver complicações obstétricas e, por isso, podem ser necessários mais serviços de SC na África Ocidental (Althabe et al., 2006; Villar et al., 2006), ao contrário do Quénia, onde as taxas estão provavelmente a aumentar e o controlo é imperativo.

O limiar de 15% da taxa de SC citado pela Organização Mundial de Saúde e a recomendação do comité da Federação Internacional de Ginecologia e Obstetrícia (FIGO) contra operações de SC não indicadas (FIGO, 1999) orientaram, desde então, a maior parte da investigação e das intervenções sobre a ECS. O National Institute for Health and Clinical Excellence (NICE) seguiu-se, emitindo um princípio orientador que apoia a promoção do parto vaginal em circunstâncias normais no Reino Unido (NICE, 2004). Há indícios de que a Organização Mundial de Saúde está a alterar as recomendações anteriores relativas às taxas de 15% de cesarianas, afirmando a falta de provas empíricas para a taxa ideal e afirmando que o mais importante é garantir que as mulheres que merecem intervenções por cesariana as recebem (OMS, 2009). De acordo com a
De acordo com os Institutos Nacionais de Saúde dos Estados Unidos (NIH), o aumento das taxas de SC, *por si só,* não deve ser motivo de preocupação, mas pode refletir a mudança de padrões na saúde reprodutiva, com base nas preferências das mulheres e nos resultados desejados em termos de nascimentos (NIH, 2006).

Taxas regionais e nacionais de SC

Tendências das taxas de cesarianas. Na África Subsariana, a análise dos inquéritos demográficos e de saúde (DHS) indica que as taxas de cesariana se mantiveram inferiores a 5% em todos os países (Ronsmans, Holtz, & Stanton, 2006; Stanton & Holtz, 2006), exceto no Quénia, onde a taxa de cesariana foi de 6% em 2009 (KDHS, 2010) e aumentou nas zonas urbanas, atingindo 38,1% num hospital privado da cidade (Wanyonyi, Sequeira, & Obura, 2006). Num perfil do país, o departamento Making Pregnancy Safer da OMS (2007) indicou que a taxa baseada na população é, no entanto, baixa, variando entre 0,1-4,0%. Um inquérito realizado numa comunidade rural do Quénia Ocidental, por exemplo, revelou uma taxa de cesarianas de 2,0% (van Eijk et al., 2008). A baixa taxa de cesarianas na população significa a necessidade não satisfeita de cuidados obstétricos e pode servir como ferramenta de monitorização útil para o progresso dos programas de maternidade segura em ambientes pobres e rurais (McLure et al., 2007).

É difícil determinar que fração desta taxa crescente é atribuível à cesariana electiva e não foi obtida qualquer informação sobre o efeito no Quénia. No entanto, fontes internacionais (Lobel & De-Luca, 2007; Wiklund, Edman, & Andolf, 2007) estimam taxas de cesariana electiva entre 4 e 18%. As taxas de cesarianas electivas no Reino Unido, por exemplo, são estimadas em 7,3% para todas as cesarianas primárias (McCourt, 2007), e as taxas variam entre 2,6% e 34% nos Países Baixos e em Taiwan, respetivamente (Jacquemyn, Michiels, & Martens, 2012; Hsu et al., 2007).

Custo dos partos com cesariana. O custo de um procedimento de cesariana no Quénia é enorme e fontes hospitalares indicam que alguns pais estão a gastar até 400 000 KES (5 000 USD) por parto e cuidados iniciais com o bebé em hospitais privados em Nairobi (East Africa Standard, sexta-feira, 24 de outubro de 2008) e uma média de 8 000 KES (100 USD) num hospital público gerido pelo governo. Em qualquer dos casos, estes custos são enormes para as mulheres e drenam recursos para outros cuidados de saúde e necessidades familiares. Khan e Zaman (2010) efectuaram recentemente uma análise comparativa dos custos de partos vaginais e de cesarianas num hospital público de nível terciário que presta cuidados de maternidade gratuitos em Islamabad, no Paquistão. Os investigadores descobriram que a cesariana custa, em média, quatro vezes mais do que um parto vaginal do ponto de vista hospitalar, excluindo os custos ocultos e imprevistos que são substanciais. Do ponto de vista da paciente, um parto vaginal espontâneo custa, em média, 79 dólares americanos, em comparação com 204 dólares americanos para uma cesariana. O custo médio de uma cesariana na perspetiva do hospital foi de 10868 rupias (162 dólares) e de 13678 rupias (204 dólares) na perspetiva da paciente (Khan, & Zaman, 2010). O custo dos partos com SC é muitas vezes superior e aumenta o fardo económico da maternidade e dos cuidados infantis. Gibbons et al. (2012) calcularam recentemente que a poupança global seria de 2,32 mil milhões de dólares se as taxas de cesariana fossem reduzidas para 15%, observando que as cesarianas injustificadas do ponto de vista médico representam uma parte desigual do capital económico mundial.

Determinantes médicos ou obstétricos para a SC

Embora os casos de cesariana com indicação médica ou obstétrica não sejam o foco deste estudo, é importante fazer uma breve revisão de algumas razões clínicas pelas quais os médicos ou as pacientes podem optar por realizar ou submeter-se a uma cesariana, a fim de estabelecer uma distinção clara da cesariana, o ponto focal deste estudo. As caraterísticas individuais da mãe, como a idade e o estado de nutrição (Cleary-Goldman et al., 2005), e os factores obstétricos (Getahun et al., 2006) que resultam em resultados negativos do parto são determinantes da SC.

Os médicos realizam frequentemente o parto por cesariana por razões obstétricas, tais como a prevenção de lesões do pavimento pélvico (Dietz, 2006), incontinência urinária ou anal de esforço e prolapso do órgão pélvico, que estão associados à DV (Altman et al., 2006; Jelovsek, Maher, & Barber, 2007). No entanto, pensa-se que estes resultados desfavoráveis resultam da forma como os obstetras gerem a segunda fase do trabalho de parto (o período em que o recém-nascido sai do útero e é empurrado para fora do útero através do canal de parto). Por exemplo, a aplicação de episiotomia e fórceps, e o parto vaginal deitado de costas com os pés levantados (posição de litotomia dorsal) com apoio moral das parteiras para abreviar a segunda etapa e *a manobra de Valsalva* (expiração forçada com a traqueia fechada), comuns nos países desenvolvidos, demonstraram associação com a incontinência anal (Turner, Young, Solomon, Ludlow, & Benness, 2009). Mesmo assim, a cesariana electiva de rotina não garante necessariamente proteção contra a disfunção do pavimento pélvico, uma vez que as taxas de incontinência urinária são semelhantes em parturientes e nulíparas (Turner et al., 2006), mas uma melhor gestão do trabalho de parto na segunda fase.

Os resultados de alguns estudos apontam para maiores riscos enfrentados pelas mulheres submetidas a parto por cesariana, incluindo maior hemorragia pós-parto ou perda excessiva de sangue (Magann et al, 2005; Larsson, Saltvedt, Wiklund, Pahlen, & Andolf, 2006). A perda de sangue durante o parto cesáreo é, em média, de 1.000 mL (Magann et al., 2005); o dobro dos 500 mL esperados no parto vaginal normal (Cunningham et al., 2005). Num estudo, Rouse et al. (2006) referiram que as mulheres submetidas a cesariana têm um risco acrescido (4-7 vezes) de transfusão de sangue em comparação com as que são submetidas a um parto vaginal.

Outras decisões médicas e obstétricas para a cesariana baseiam-se no potencial de riscos fetais no parto vaginal antes e depois, como o nascimento de um nado-morto a termo ou antes do início do trabalho de parto, a encefalopatia hipóxico-isquémica adquirida antes do parto e a morte intraparto (Burns, Rutherford, Boardman, & Cowan, 2008). No entanto, estes resultados são raros, mesmo entre as mulheres de alto risco, e não podem ser medicamente justificados em mulheres sem quaisquer factores de risco identificáveis (Begg, Vella-Brincat, & Robertshawe, 2008). A maioria das cesarianas realizadas por razões médicas ou obstétricas envolve fortemente o conselho e/ou as instruções do médico; o mesmo não acontece com a CEC, que é predominantemente a pedido da mulher.

Num estudo transversal de 600 mulheres, com uma amostragem proporcional de mulheres que deram à luz em 10 hospitais de Beirute, no Líbano (Kassak, Ali, & Abdallah, 2005), os resultados indicaram que as caraterísticas maternas, institucionais e médicas se conjugam para influenciar a taxa de cesarianas. As caraterísticas maternas, como a idade do parto, a idade gestacional, o nível de escolaridade, a profissão, a paridade, o número de consultas pré-natais e o seguro de saúde (Smith et al., 2008; Wilson et al., 2010), as caraterísticas da maternidade (privada ou pública, com ou sem ensino, a capacidade de camas, o número de obstetras/assistentes de parto) e as caraterísticas dos médicos, como o incentivo financeiro, a hora de conveniência (dia ou noite) e o dia da semana ou o fim de semana, foram referidas como factores que afectam o número de partos por cesariana (Kassak, Ali, & Abdallah, 2005).

Determinantes psicossociais da SCE

As razões psicológicas e emocionais, e não as indicações clínicas, são normalmente a base do desejo das mulheres de optarem por partos por cesariana electiva (Thompson, 2010). Várias razões podem explicar a preferência de uma mulher por uma cesariana electiva em vez de um parto vaginal; mas estas razões estão muitas vezes inter-relacionadas, o que torna difícil para as mulheres e para o pessoal de saúde pública interpretar e lidar com as influências preditivas.

Traços de personalidade (autonomia, autocontrolo e autoestima **das mulheres**)

A personalidade de uma pessoa é importante na tomada de decisões que a ajudam a afirmar e a manter o controlo sobre acontecimentos ou aspectos stressantes do seu ambiente, como o nascimento. O desejo de alcançar, correr riscos e lidar com um evento stressante é influenciado pelos traços de personalidade de cada um, como a autoestima, a racionalidade, o sentido de tempo - consciência/urgência, paciência, raiva/agressão/hostilidade, ansiedade, que definem os padrões de comportamento. Alguns estudos relacionaram os padrões de comportamento - personalidades de tipo A e tipo B - com certas doenças crónicas (Friedman, 2008), enquanto outros relacionaram
A personalidade do tipo D pode influenciar o resultado do parto, e diferentes mulheres têm personalidades diferentes, incluindo o nível de depressão (Akman et al., 2007) e o medo (Ryding et al., 2007), que podem determinar a sua atitude em relação a estas doenças (Denollet, Schiffer, & Spek, 2010; Sher, 2005), mas não nas decisões de escolha do parto. Os traços de personalidade podem influenciar o resultado do parto, e diferentes mulheres têm personalidades diferentes, incluindo o nível de depressão (Akman et al., 2007) e de medo (Ryding et al., 2007), que podem determinar a sua atitude em relação à gravidez e o pedido de um determinado modo de parto (ECS ou vaginal) (Wiklund et al., 2006).

O conceito de autonomia (autocontrolo) e a escolha informada da mulher têm sido avançados em alguns quadrantes, especialmente quando a mulher recebe informações completas sobre os benefícios e riscos da SCE (Pang et al., 2007). É particularmente preocupante o facto de a maioria das exigências de SCE por parte das mulheres não se basear em conhecimentos completos, o que dificulta a avaliação do consentimento informado. Por exemplo, as mulheres relatam frequentemente um conhecimento insuficiente dos riscos associados ao parto por cesariana (Robson et al, 2008), não necessariamente porque não são aconselhadas, mas porque não conseguem ou não querem recordar a informação (Thompson, 2010). Por muito que a escolha da mulher por um MdD deva ser valorizada, os profissionais de saúde têm um dever de cuidado, para além de interrogarem o conhecimento e a informação que está associada a essa decisão. De acordo com Mander (2007), oferecer uma cirurgia sem indicações clínicas, que pode colocar a mulher e o bebé em maior risco e sem benefício líquido, violaria esse dever de cuidado. Num contexto de recursos de saúde limitados, os serviços de maternidade não podem, justificadamente, servir a preferência do consumidor à custa do público em todos os momentos.

Numa entrevista postal anónima a 78 mulheres australianas, os casos primários de SCE relataram uma taxa de satisfação de 92,5% com o MdD e a sua capacidade de tomar uma decisão autónoma (Robson, Carey, Mishra, & Dear, 2008). Estes resultados são indicativos do desejo das mulheres de exercerem autocontrolo e autonomia sobre a sua preferência em relação ao MdD. Isto é verdade especialmente entre as mulheres com formação académica e rendimentos mais elevados. Os médicos consideram que estas mulheres têm um maior nível de acesso à informação e são capazes de articular as suas escolhas informadas (Bailey, Crane, & Nugent, 2008).

Numa investigação observacional longitudinal sobre a preferência por cesarianas entre as mulheres chinesas, Pang et al. (2007) entrevistaram mulheres primíparas (com um parto anterior) em duas maternidades de Hong Kong e verificaram que 46,2% das mulheres entrevistadas, que tinham inicialmente marcado o parto nas unidades de saúde públicas, marcaram-no mais tarde num hospital privado. As mulheres explicaram que, depois de terem pedido um parto por cesariana, mudaram para hospitais privados, onde podiam obter facilmente o seu DMM preferido, mantendo assim a sua autonomia na escolha do parto (Pang et al., 2007). Das 52 mulheres que preferiram a cesariana neste estudo, 7,7% declararam que a principal razão para escolher a cesariana foi o controlo. Várias mulheres reiteraram o seu desejo de afirmar a sua autonomia e autocontrolo como o seu direito de escolher o MdD, mesmo ignorando as opiniões dos seus médicos (Munro et al., 2009). Este desejo de autocontrolo está associado à capacidade de assumir o controlo do seu corpo (Snowden, Martin, Jomeen, & Martin, 2011) e à capacidade de planear a data e a hora do parto devido a obrigações profissionais ou familiares (Pang et al., 2007; Munro et al., 2009) ou à preferência por determinados dias socialmente desejáveis (Kassak, Ali, & Abdallah, 2005). A escolha da CEC também pode mudar no decurso da gravidez; por exemplo, no estudo de Hong Kong (Pang, et al., 2007), mais mulheres (42,0%) que, a meio do período de gestação, preferiam a cesariana electiva, voltaram a experimentar a VD a termo do que as suas homólogas (3,8%).

Wiklund, Edman, Larsson e Andolf (2009) estudaram as variações de personalidade entre o último trimestre e o início da maternidade em mães primíparas que tiveram DV ou SC, numa coorte prospetiva e comparativa de 314 primíparas saudáveis que tiveram SC solicitada pela mãe ou parto vaginal espontâneo. As participantes dos dois grupos tornaram-se mais impetuosas, culpadas e desapegadas na Escala de Personalidade Karolinska (KPS), mas mantiveram, de um modo geral, uma estabilidade relativa nas suas pontuações de personalidade durante a transição da gestação de 37-39 semanas para a maternidade nos 9 meses de seguimento após o parto (Wiklund et al., 2009). Anteriormente, Wiklund et al. (2006) encontraram diferenças significativas em traços de personalidade como a socialização (ligação a outros adultos significativos) e o evitar da monotonia ou do tédio entre as mães que solicitaram um SC e as que não o fizeram.

Em suma, o direito de escolha e a autonomia do MdD não se devem basear apenas no acesso ou não aos serviços de cesariana, mas a discussão deve ser colocada no contexto do melhor resultado não só para a mãe e para o futuro bebé, mas também para a saúde da população, com orientação profissional sobre segurança e qualidade de vida. As opções de um parto adequado para uma mulher exigem que os prestadores de cuidados de saúde considerem a voz da mulher e as circunstâncias da sua vida na matriz de decisão no início da gravidez (Kukla et al., 2009) e que lhe sejam dadas orientações para tomar uma decisão bem informada. Este modelo é sugerido em vez do modelo tradicional em que o prestador de cuidados de saúde considera que, pelo facto de a doente ter 35 anos (idade), estar grávida pela primeira vez (paridade), não prever mais gravidezes e estar disposta a pagar mais, então a SCE torna-se uma alternativa sensata. Além disso, de acordo com os regulamentos da ACOG (2007), o prestador de cuidados de saúde deve abster-se de efetuar a cesariana se esta for prejudicial para o bem-estar geral e a saúde do feto e da mãe, pelo que não precisa de dar um crédito suplementar às escolhas da utente, quando estas são contrárias ao bem da criança, da utente ou do público.

Medo

O medo da dor do parto e do nascimento de uma criança, também designado por tocofobia (Wiklund et al., 2007), é frequentemente citado pelas mulheres como a principal razão para solicitarem uma cesariana (Buyukbayrak et al., 2010; Munro et al, 2009; Nerum, Halvorsen, Sorlie, Tore, & Oian, 2006; Robson et al, 2008). Não é claro como é que, com os conhecimentos avançados e a utilização de analgésicos na gestão do parto, o medo da dor do parto continua a ser uma das razões mais citadas para evitar partos vaginais e optar por cesarianas electivas (Tschudin et al., 2009). Este sentimento de incapacidade contra a dor do parto aponta para a falta de confiança para passar pelo processo de parto, pelo que os factores relacionados com a autoestima da mulher requerem uma atenção considerável.

Num estudo exploratório, Munro, Kornelsen e Hutton (2009) entrevistaram cerca de 17 primíparas de maternidades urbanas no Canadá sobre as suas crenças e atitudes relativamente à SCE. Os resultados mostraram que as histórias e os conhecimentos sobre o parto foram cruciais para enquadrar as decisões das mulheres relativamente à CDMR (p. 376).

Num estudo qualitativo diferente com 19 mulheres turcas primíparas (sete das quais estavam a considerar uma SCE), a análise de conteúdo das entrevistas mostrou que as mulheres tinham medo do parto. As fobias estavam relacionadas com complicações do parto e procedimentos associados, sexualidade, dores de parto e falta de confiança dos profissionais de saúde no parto (Sergeku§ e Okumu§, 2007).

Num estudo de seguimento, Pang, Leung, Lau e Chung (2008) examinaram a preferência por ECS de 259 participantes do estudo de coorte de Hong Kong nas suas primeiras gravidezes, para identificar os factores que determinaram a mudança de preferência das mulheres de um parto vaginal planeado para ECS após o primeiro parto. A principal razão para a mudança de preferência foi o medo (24,4%) do parto vaginal (Pang et al., 2008).

O medo deriva de experiências pessoais traumáticas passadas com partos vaginais ou cirúrgicos de emergência (Cox, 2007; Pang et al., 2008) ou de histórias de parto negativas de familiares, amigos ou outras mulheres (Munro et al., 2009). A preocupação com os riscos que o parto vaginal representa para a mãe e para o bebé também foi citada como uma fonte de medo do parto vaginal e da subsequente escolha de uma cirurgia electiva (Tschudin et al., 2009). Num inquérito transversal a 78 mães que tinham sido submetidas recentemente a uma cesariana, 46% explicaram que escolheram a cesariana porque estavam preocupadas com os riscos a que um parto vaginal poderia expor o seu recém-nascido (Robson et al, 2008).

Evitar a dor

O parto em seres humanos é considerado um dos episódios mais dolorosos do ciclo de vida de uma mulher (Lally, Murtagh, Macphail & Thomson, 2008). A evitação da dor do parto está intrinsecamente ligada ao medo da dor do parto (Abushaikha & Sheil, 2006; Aleghagen et al., 2005), tal como muitos outros factores psicossociais, incluindo más experiências de parto anteriores (Nilsson & Lundgren, 2009), a interação com o prestador de cuidados de saúde e a auto-eficácia ou confiança (Hauck, Fenwick, Downie, & Butt, 2007). Wiech e Tracey (2009) explicaram que o medo agrava a sensibilidade à dor que uma mulher sente durante o trabalho de parto e o parto, pelo que esta perceção elevada da dor aumenta o medo, exacerbando assim a dor sentida. Abushaikha e Sheil (2006) sublinham este ponto ao definirem o stress do trabalho de parto em termos do grau de stress psicológico, reflectindo um complexo de dor e medo que a mulher experimenta durante o trabalho de parto. O trabalho de parto é um acontecimento doloroso na vida, caracterizado por alterações psicológicas e fisiológicas stressantes que desafiam a capacidade de lidar com a situação e exigem rápidos ajustamentos comportamentais (Ip, Tang, & Goggins, 2009).

Tschudin, Alder, Hendriksen, Bitzer, Popp, Zanetti et al. (2009), num estudo de três meses realizado em dois centros de saúde na Alemanha, aplicaram anonimamente um questionário estruturado a 201 mulheres grávidas para comparar mulheres rurais com mulheres urbanas, nulíparas com parturientes e mulheres que optaram por parto vaginal com cesariana, no que diz respeito à sensibilização e às atitudes em relação ao DPAC. O estudo encontrou um elevado grau de consciencialização (92%) sobre a probabilidade de um parto por CSMD, sendo os meios de comunicação social (imprensa escrita, televisão) e os amigos as fontes de informação motivacional mais referidas. A falta da experiência do parto e a prevenção da dor foram citadas como as principais razões contra e a favor da cesariana, respetivamente. Entre as que optaram por este tipo de parto, a experiência de parto negativa ou traumática surgiu como o fator decisivo para a atitude das participantes em relação ao parto normal (Tschudin et al., 2009). Alguns investigadores sugerem que estas percepções da SC são, em parte, concepções erradas baseadas na falta de conhecimentos (Weaver, Statham, & Richards, 2007).

Num estudo recente entre 1.588 mulheres turcas que visitaram uma clínica pré-natal metropolitana (Buyukbayrak et al., 2010), 15,9% das mulheres entrevistadas escolheram o parto por cesariana e indicaram o medo do parto vaginal (45,2%) e a evitação da dor do parto (19,0%) como os dois motivos mais comuns. O estudo também constatou que a renda mensal, a idade e a paridade influenciam a preferência materna, mas a idade gestacional, o nível educacional e a ocupação não predizem o MoD (Buyukbayrak et al., 2010).

Saúde emocional (depressão na gravidez, ansiedade e stress)

Foi sugerido que o stress relacionado com o trabalho de parto contribui não só para a diminuição da confiança, mas também para interpretações negativas da experiência da gravidez, preocupações com os filhos, capacidades parentais e depressão (Ip & Martin, 2008).

As mulheres que entram no parto com muita ansiedade ou expectativas irrealistas que podem exceder o resultado experimentado são susceptíveis de relatar menos satisfação com o seu processo de parto (Lally, Murtagh, Macphail, & Thomson, 2008). A depressão reduz a confiança da mulher para lidar com o parto stressante e, inversamente, o nível de confiança exibido por uma mulher quando entra em trabalho de parto irá prever o nível de depressão da mulher no pós-parto (Ip & Martin, 2008).

A relação entre os níveis de stress, o medo e a perceção da dor durante o trabalho de parto e o parto e o seu resultado foi apoiada por um mecanismo fisiológico quando Gunning (2008) descobriu que o aumento dos níveis sanguíneos das hormonas do stress na mãe reduz o fornecimento de sangue disponível para o feto e é tóxico tanto para a mãe como para o bebé, especialmente se o stress durante o parto for grave. Uma situação de medo faz com que o corpo produza hormonas de stress que podem afetar a progressão do trabalho de parto, incluindo trabalhos de parto mais longos (Aleghagen, Wijma, Lundberg, & Wijma, 2005), o que pode induzir a mulher a optar por uma cesariana electiva planeada.

Preservação da função sexual

A deterioração do funcionamento sexual após uma intervenção cirúrgica é um problema psicossexual estudado e a saúde sexual pós-parto é considerada um fator determinante do aumento das taxas de cesariana devido à perceção de que o parto por cesariana preserva a integridade vaginal. Alicikus et al. (2009) avaliaram a imagem corporal e as caraterísticas psicossexuais da qualidade de vida de 112 doentes com cancro da mama na Turquia e referiram que 41% das mulheres sexualmente activas sentiram um declínio no funcionamento sexual após a intervenção cirúrgica devido à perda de interesse no parceiro, à perda de libido e à insatisfação sexual. Estas condições são mais prováveis nas mulheres com problemas pré-existentes de disfunção sexual, ansiedade ou depressão (Pauls, 2010). Paradoxalmente, algumas mulheres consideraram a SCE como um meio de preservar a sua função sexual, apesar de a associação entre problemas sexuais e DMO ainda não ter sido comprovada.

Muitos estudos documentaram que as primíparas relataram uma redução das sensações e da satisfação sexual nos 6 meses após a DV (Brubaker et al., 2008). Para além disso, as mulheres que sofreram lesões perineais (Radestad, Olsson, Nissen, & Rubertsson, 2008), que tiveram um parto assistido por episiotomia ou que têm um historial de dispareunia (Ejegard, Ryding, & Sjogren, 2008) têm maior probabilidade de adiar o reinício das relações sexuais após o parto. No entanto, noutro estudo, as mulheres que deram à luz por cesariana tinham, em média, maior probabilidade de retomar as relações sexuais mais cedo do que as que tiveram um parto vaginal com episiotomia (Lurie et al., 2013). Baksu et al. (2007) discutiram vários factores relacionados com a disfunção sexual pós-natal, que incluem aspectos como a dor durante a relação sexual e dificuldades na lubrificação, excitação e orgasmo, que são suprimidos no pós-parto por incisões cirúrgicas no parto vaginal.

Os resultados são mistos e as razões apresentadas nestes estudos podem ser meramente percepções relacionadas com a cultura, uma vez que alguns estudos observacionais não conseguiram encontrar variações significativas na função sexual entre as mulheres que deram à luz através de um parto vaginal sem laceração perineal profunda, episiotomia ou intervenções cirúrgicas secundárias e as que deram à luz através de ECS (Klein et al., 2009). Khajehei, Ziyadlou, Safari Rad, Tabatabaee e Kashefi (2009), num estudo transversal entre 50 mães iranianas primíparas que tinham dado à luz 6 a 12 meses antes e que foram visitar um hospital para receberem cuidados de saúde pós-natais, encontraram diferenças clínicas, mas não estatísticas, nos resultados sexuais entre as mulheres que tiveram um parto espontâneo com episiotomia mediolateral e as que tiveram ECS. O grupo que teve parto vaginal espontâneo (DVS) citou frequentemente a diminuição da libido, a folga vaginal e a insatisfação sexual, e o grupo que teve SCE citou a secura vaginal, a insatisfação sexual e a diminuição da libido, por esta ordem, como os problemas sexuais pós-natais mais comuns (Khajehei et al., 2008). Pahel (2005) relatou estes problemas sexuais pós-natais, mas as associações entre os problemas e o MdD não foram estatisticamente significativas.

Hantoushzadeh et al. (2008) efectuaram um estudo de coorte entre 618 mulheres primíparas, das quais 303 tinham tido um parto vaginal e 315 tinham sido submetidas a SCE em sete hospitais privados de Teerão. O estudo procurou avaliar a saúde sexual pós-natal das mulheres e determinar se as mulheres que tinham sido submetidas a SCE tinham mais saúde sexual pós-natal do que as que tinham tido partos vaginais. Após vários acompanhamentos, que duraram até 12 meses após o parto, foi registada uma maior satisfação sexual no grupo do parto vaginal do que no grupo do parto normal, mas não foi registada qualquer associação entre o parto vaginal e a dor pélvica (Hantoushzadeh et al., 2008), o que põe em causa a lógica do pedido de cesariana para manter a satisfação sexual após o parto.

Num claro desvio em relação a muitos outros inquéritos, Gungor et al. (2007) estudaram a relação entre problemas sexuais e o MoD numa coorte de 107 homens que acompanhavam as suas mulheres a consultas externas de saúde materna. Embora a proporção de disfunção sexual masculina fosse maior (28,6%) naqueles cujas parceiras tiveram cesariana eletiva do que naqueles cujas parceiras tiveram parto vaginal (19,4%), em geral a função sexual dos homens não foi afetada pelo MdD e pela paridade de suas esposas, e assim a solicitação de CEC meramente por causa de problemas relativos à funcionalidade sexual não traz nenhum benefício extra nem mesmo para seus parceiros masculinos.

Apoio familiar e redes sociais

Vários estudos (Hodnett, Gates, Hofmeyr, Sakala, & Weston, 2012; Kohler, Behrman, & Watkins, 2007; Deng et al., 2014) indicaram que as mulheres que recebem apoio social da família e apoio de enfermagem na gravidez e durante o trabalho de parto têm taxas mais baixas de partos vaginais cirúrgicos, cesarianas, uso de analgesia e trabalhos de parto mais curtos em comparação com as que não receberam apoio, independentemente do tipo.

Hodnett, Gates, Hofmeyr e Sakala (2007), numa revisão de 16 estudos, concluíram que as mulheres grávidas que receberam apoio social contínuo também tinham mais probabilidades de ter um trabalho de parto mais curto, de ter uma DV espontânea e de ter satisfação com as experiências do parto. O apoio contínuo intraparto proporcionou benefícios superiores quando a fonte de apoio social não era o pessoal da maternidade e quando foi iniciado no início do trabalho de parto. Hodnett et al. (2012) relataram que o apoio emocional e os comportamentos de enfermagem, como elogios, aparência confiante e calma, tratar a mulher com cuidado, respeito e assistência para relaxar e respirar foram os mais úteis para as mulheres durante o trabalho de parto.

Em vários países, é uma prática de rotina ter o parceiro/pai e outras pessoas de apoio presentes na companhia das parturientes (Hodnett et al., 2012). No entanto, em algumas partes, tal não acontece, particularmente no Quénia, onde a promoção do apoio de enfermagem se torna vital (Mullick, Kunene, & Wanjiru, 2005; Iliyasu, Abubakar, Galadanci, & Aliyu, 2010). A análise dos dados de seis países: Bangladesh, Colômbia, República Dominicana, Egito, Marrocos e Vietname para avaliar os factores individuais, institucionais e sociais que afectam a SC em mais de 20.000 nascimentos, sugere que a partilha de informação sobre saúde reprodutiva entre as redes familiares e sociais pode reduzir a decisão das mulheres de se submeterem à SC (Leone, Padmadas, &, Matthews, 2008).

Vários estudos demonstraram que as mulheres com ligações a redes sociais adquirem maior autoestima e têm mais probabilidades do que as que não têm ligações de discutir amplamente questões relacionadas com a saúde reprodutiva e de fazer escolhas e tomar decisões informadas (OMS, 2005), incluindo receber aconselhamento e discutir questões sensíveis de saúde reprodutiva com os prestadores de cuidados de saúde e os seus pares. A maioria dos estudos relaciona redes sociais fortes com a fertilidade, o uso de contraceptivos, o planeamento familiar e os conhecimentos e comportamentos relacionados com o VIH/SIDA (Kohler, Behrman, & Watkins, 2007), mas poucos estudos se debruçaram diretamente sobre os efeitos das redes sociais nas decisões de cesariana. As mulheres que se submetem a um parto por cesariana com indicação médica tendem a ser casadas e mais velhas (Lin & Xirasagar, 2005) do que as que optam por um parto vaginal. Além disso, uma rede social forte está diretamente ligada ao apoio emocional e físico que permite às mulheres ter uma gravidez e um parto mais saudáveis (Leone, Padmadas, & Matthews, 2008).

Conveniência social

A conveniência e a preferência pessoal de uma mulher pela cesariana estão associadas ao MoD em partos subsequentes, embora nem todas as mulheres que confessam preferência pela cesariana no início da gravidez acabem por se submeter ao parto cirúrgico (Bettes et al., 2007; Tillet, 2005; Weaver, Statham, & Richards, 2007). Num estudo de coorte que utilizou dados de entrevistas a 2878 mulheres de língua sueca no início da gravidez e dois meses após o parto, bem como dados pós-natais do registo médico de nascimentos sueco, apenas 30,5% das 236 participantes que desejavam ter um parto por cesariana no início da gravidez o fizeram; 8% tiveram subsequentemente uma CEC, 14,8% tiveram uma cesariana de emergência e as restantes tiveram um parto vaginal (Hildingsson, 2008).

O momento do parto por cesariana, sem qualquer fator de complicação, pode ser planeado para um período conveniente, frequentemente após a 37.ª semana, uma vez que os bebés com 37-41 semanas de gestação são considerados de termo e maduros. A hora de conveniência, se é de dia ou de noite, e se é dia de semana ou fim de semana, influencia o número de cesarianas (Kassak, Ali, & Abdallah, 2005). Kassak, Ali e Abdallah (2005) relataram taxas significativamente mais baixas de cesarianas nos turnos noturnos e aos fins-de-semana em Beirute, no Líbano, para acomodar os horários do médico e da cliente.

Gezer, Sximsek e Altinok (2007), ao explorarem as tendências evolutivas dos partos por cesariana na Turquia, explicam a preferência por operações de cesariana diurnas como *obstetrícia à luz do dia*, o que implica a organização do horário de trabalho de modo a corresponder às operações programadas, não com base em qualquer investigação comprovada para obter resultados positivos, mas para conveniência do prestador de cuidados de saúde e da doente. De acordo com o ACOG (2007), o agendamento de um parto por cesariana electiva para se adaptar à conveniência do médico e/ou da doente aumenta o risco de este ser realizado mais cedo do que o adequado (<39 semanas ou antes do início do trabalho de parto), o que resulta num risco acrescido de resultados neonatais adversos.

Revisão da metodologia

Revisão das concepções de estudos anteriores

Poucos estudos quantitativos tentaram medir as taxas de cesariana sem indicação clínica, mas mesmo estes foram efectuados em locais diferentes, utilizaram abordagens ou definições diferentes, o que dificulta as comparações. Lin e Xirasagar (2005) utilizaram registos obstétricos retrospectivos de rotina de 904.657 partos por cesariana da base de dados do Seguro Nacional de Saúde para o período de 1997-2001 e registaram taxas de ECS de 2 - 3,5% que aumentaram com a idade materna. Nesses estudos que utilizam registos de rotina (Lin e Xirasagar, 2005), o obstetra muitas vezes não indica o motivo da cesariana e não é especificado se essas mulheres tinham ou não indicações clínicas, o que torna difícil identificar os casos em que o parto por cesariana foi feito a pedido da mulher.

Pang et al. (2007) estudaram as alterações na preferência das mulheres pela SCE à medida que a gestação avança numa coorte prospetiva em duas unidades de cuidados obstétricos (uma privada e outra pública) em Hong Kong. Neste estudo observacional, as participantes foram entrevistadas duas vezes, respetivamente às semanas de gestação 18-22 e 35-37, através de um questionário estruturado. Foi pedido às participantes que seleccionassem, de uma lista predefinida, a sua preferência pelo MdD e as razões associadas. Foi também pedido às mulheres que avaliassem as escalas psicométricas: Escalas de Confiança no Médico (TPS), Escalas Multidimensionais de Locus de Controlo da Saúde (MHLC) e o Inventário de Ansiedade Traço-Estado (STAI). A proporção de mulheres que preferiam a SCE diminuiu de 17,2% p a meio do trimestre para 12,7% a termo, tendo a preferência e o apoio do parceiro desempenhado um papel significativo no MoD final (Pang et al, 2007).

Num inquérito por correio que investigou a preferência futura por SCE em mulheres primigestas envolvidas num estudo de coorte longitudinal anterior de Hong Kong (Pang et al., 2008), 259 mulheres no período de 6 meses pós-parto completaram quatro escalas psicométricas auto-administradas: a EPDS, a MHLC, o STAI e a Trust in Physician Scale (TPS). O estudo encontrou uma associação positiva entre uma pontuação mais elevada de ansiedade traço, parto efetivo por cesariana electiva, parto efetivo por cesariana de emergência, rendimento familiar mais elevado, restrição do crescimento intrauterino e utilização de analgesia epidural com a alteração do MdD. A tocofobia foi relatada como a principal razão para as mulheres que mudaram sua preferência de DV para ECS (Pang et al., 2008).

Revisão dos instrumentos de estudo anteriores

Instrumentos de medição de traços de personalidade. Têm sido utilizadas combinações de escalas psicossociais relevantes para estudar os factores determinantes da SCE. Por exemplo, três dos instrumentos mais utilizados para medir os traços de personalidade incluem a ACS-30, a CBSEI-C32 e a RSE.

O instrumento ACS-30 é uma forma abreviada de 30 itens da Escala de Autonomia de 50 itens (Bekker & van Assen, 2006). Mede de forma fiável e válida a autonomia de si próprio em relação às outras pessoas (Bekker & van Assen, 2006) numa escala de Likert de 5 pontos, pontuada no grau de concordância de 1 (*discordo*) a 5 (*concordo*) em quatro níveis, ou seja, autoconsciência, capacidade de gerir novas situações, sensibilidade aos outros e auto-eficácia profissional. A subescala Autoconsciência avalia a capacidade de consciência e de expressão dos pontos de vista pessoais num ambiente social. A subescala Sensibilidade aos outros avalia o nível de sensibilidade às opiniões e necessidades dos outros. A terceira subescala, Capacidade de Gestão de Novas Situações, mede a capacidade de adaptação a circunstâncias novas ou únicas (Bekker & van Assen, 2006).

A forma curta de 32 itens do CBSEI é utilizada para avaliar a auto-eficácia percebida para lidar com acontecimentos de vida stressantes num sentido geral (Ip, Chung, &Tang, 2008). É a forma abreviada do CBSEI de 62 itens de Lowe (Lowe, 2007). É um instrumento auto-administrado que avalia a capacidade percebida da mulher para realizar comportamentos específicos de coping no trabalho de parto, e a sua confiança e auto-eficácia percebidas na sua capacidade para lidar com o trabalho de parto iminente (Ip, 2007). É composto por duas partes: parte 1 - A expetativa de resultado (OE-16) para o parto avalia a capacidade percebida de realizar comportamentos definidos para lidar com o trabalho de parto usando uma escala Likert de dez pontos de utilidade de um comportamento (0 = nada útil, 10 = muito útil), enquanto a parte 2 - A expetativa de eficácia (EE-

16) avalia, numa escala Likert de 1 a 10, a crença (a certeza) de que a experiência de parto melhorada resultará da realização do comportamento distinto (Ip, Chan, & Chien, 2005). A CBSEI é fiável e adequadamente consistente com a Teoria da Auto-Eficácia de Bandura, que prevê que a paridade ou a experiência anterior positiva de parto tem o maior efeito sobre a auto-eficácia no parto, seguida, por ordem, do conhecimento sobre o parto, do apoio social e da ansiedade (Cunqueiro, Comeche, & Docampo, 2009).

Existem muitas outras medidas de autoestima, como a escala de Coopersmith, a escala de Piers-Harris e a escala de Tennessee, com boas provas de fiabilidade e validade, que apresentam intercorrelações de 0,6 a 0,7, mas a RSE continua a ser a escala padrão e mais utilizada para a autoestima global (Schmitt, & Allik, 2005), devido à sua brevidade (apenas 10 itens) e ao seu formato simples, que é fácil de administrar, pontuar e compreender. A RSE (Rosenberg, 1965) é uma escala de Guttman de 10 itens (também utilizada como escala de Likert) e os seus itens são preenchidos numa escala de quatro pontos - de 0 a 3 (reflectindo o grau de desacordo com a afirmação). Os itens com palavras positivas são invertidos antes de se calcular a pontuação da autoestima, de modo que uma pontuação mais elevada indica uma maior autoestima. Foi utilizada pela primeira vez para avaliar os sentimentos globais de auto-aceitação ou de autoestima dos adolescentes e constitui o ponto de referência em relação ao qual são comparadas outras medidas de autoestima. Embora o RSE seja uma medida fiável e válida da autoestima global - o grau em que se aprova, valoriza, aprecia, gosta ou se preza a si próprio, a sua estrutura depende da idade e de outras caraterísticas da amostra, como a ocupação (Roth, Decker, Herzberg, & Brahler, 2008).

A maior limitação do RSE e de outras medidas de autoestima é a sua suscetibilidade ao viés de desejabilidade social (respostas favoráveis) e é difícil obter medidas que não sejam de auto-relato de um constructo pessoal tão subjetivo (Bagley, Bolitho, & Bertrand, 2007; Mullen, Gothe, & McAuley, 2013). Por conseguinte, as pontuações tendem a sobrestimar a autoestima e são enviesadas de tal forma que mesmo as pessoas com pontuações mais baixas obtêm pontuações acima da média real. No entanto, uma pessoa que não consegue pontuar, mesmo que moderadamente, nos itens da escala de autoestima está possivelmente deprimida do ponto de vista clínico, pelo que as gamas restritas de pontuações de autoestima continuam a ser instrumentais entre os indivíduos que não estão deprimidos (Bagley, Bolitho, & Bertrand, 2007).

Instrumentos para medir a perceção da dor no parto. Têm sido utilizadas várias escalas na medição da dor e dividem-se em três grupos: resposta fisiológica, medidas comportamentais e auto-relato (Williamson, & Hoggart, 2005). Os auto-relatos, que incluem escalas unidimensionais, como a escala de classificação numérica (NRS), a escala visual analógica (VAS) e a escala de classificação verbal (VRS), e as escalas multidimensionais, como o inventário breve da dor (BPI) e o SF-MPQ, são populares na investigação clínica devido à sua validade na avaliação da experiência individual de dor (Williamson, & Hoggart, 2005). Ao contrário do SF-MPQ multidimensional, a VAS e a NRS, embora sejam fáceis, simples e exijam pouco tempo de avaliação, não conseguem avaliar adequadamente a componente afectiva (emocional) da dor (Hawker, Mian, Kendzerska, & French, 2011). Assim, o SF-MPQ é mais fiável na medição da dor crónica que envolve componentes afectivos (Bouhassira, & Attal, 2009), um aspeto da dor que a Associação Internacional para o Estudo da Dor (IASP) recomenda que também seja reconhecido, uma vez que a dor é afetada não só pela ciência ambiental, mas também por expectativas, condicionamento cultural e contingências psicossociais. A avaliação comportamental inclui a quantidade de analgésico utilizado e a expressão facial durante a dor. No entanto, a resposta biológica à dor, incluindo a reação da frequência de pulso, não está associada à resposta à dor (Kalisch, Wiech, Critchley, & Dolan, 2006). O SF-MPQ pode avaliar a perceção da dor antes do parto e a dor sentida após o parto (Grafton, Foster, & Wright, 2005).

Instrumentos para medir o medo do parto (FoB). O FoB pode ser avaliado de muitas formas, mas o W-DEQ é um dos instrumentos mais utilizados. Outros instrumentos utilizados são a EVA, anteriormente utilizada numa investigação finlandesa (Rouhe, Salmela-Aro, Halmesmaki, & Saisto, 2009), a Escala de Medo do Parto (Wijma, Alehagen, & Wijma, 2002) ou a escala FoB utilizada num estudo comparativo transcultural (Haines, Pallant, Karlstrom, & Hildingsson, 2010). O W-

DEQ de 33 itens (Wijma, Alehagen, & Wijma, 2002) é uma escala do tipo Likert que avalia de forma fiável os pensamentos e sentimentos em relação ao parto, com pontuações que variam de 1 a 6. Depois de preencherem o W-DEQ, pode ser pedido às participantes que indiquem o seu medo (de 0 a 10) do parto na EVA. Também lhes pode ser perguntado qual o MdD que prefeririam/preferem e informações sobre os seus partos anteriores imediatos (Rouhe et al., 2009).

Instrumentos para medir a preservação da função sexual. O FSFI e o BISCS têm sido utilizados como medidas válidas e fiáveis em estudos sobre a função sexual (Morrison, Doss, & Perez, 2009; Verit, F. & Verit, A., 2007). O FSFI é um índice de 19 itens dividido em seis subescalas ou domínios que consistem em dor, desejo, lubrificação, excitação sexual, orgasmo e satisfação, classificados numa pontuação de 1 a 6, com uma pontuação de um a refletir o nível mais baixo e uma pontuação de seis a refletir o nível mais elevado da função sexual feminina.

Os investigadores que estudaram a associação entre a imagem corporal e o sexo identificaram a necessidade de uma dimensão da imagem corporal específica para a função sexual. Weaver e Byers (2006) sugerem que as preocupações com a imagem corporal se destacam em situações em que o corpo é o foco central do evento. A auto-consciência da imagem corporal foi concebida por Wiederman para dar conta da dimensão específica do sexo que, de outra forma, estaria em falta, e desenvolveu uma medida para avaliar este constructo - a BISCS (McDonagh, Morrison, & McGuire, 2008). Grogan (2006) concorda que a imagem corporal é composta por três dimensões - imagem corporal perceptiva/avaliativa, imagem corporal afectiva e imagem corporal comportamental. A imagem perceptiva ou avaliativa diz respeito à avaliação ou apreciação que um indivíduo faz do seu corpo. Os sentimentos e emoções em relação ao corpo são classificados como imagem corporal afectiva. O BISC pode ser classificado como um subcomponente da imagem corporal comportamental devido à sua avaliação dos comportamentos sexuais ditados pela imagem corporal, ou seja, o grau em que os comportamentos sexuais de uma pessoa são afectados pelos seus pensamentos e sentimentos acerca do seu corpo. O BISCS é uma medida psicométrica de 15 itens da desejabilidade sexual de uma mulher (Wiederman, 2000).
Independentemente do tamanho real do corpo e de outros indicadores gerais da imagem corporal ou do bem-estar, a pontuação da BISCS prevê a presença ou ausência de atividade sexual, estima sexual e assertividade sexual da mulher.

Instrumentos para medir o estado de saúde emocional. A EPDS de 10 itens avalia o sentimento de depressão de uma mulher grávida, bem como de uma mulher que deu à luz recentemente, com boa fiabilidade e validade (Gibson et al., 2009). Tem validade concomitante com outros instrumentos de avaliação rápida da depressão perinatal, como o Inventário de Depressão de Beck (BDI), a Escala de Depressão do Centro de Estudos Epidemiológicos (CES-D), a Escala de Rastreio da Depressão Pós-Parto (PDSS) e o Short Form Health Survey (SF-36) [Boyd, Le, & Somberg, 2005]. Globalmente, a EPDS, com o menor número de itens, continua a ser o instrumento de rastreio clínico mais comum na investigação, com base numa pontuação >13 para designar a depressão major, em comparação com o BDI (21 itens), o BDI-II (21 itens), o PDSS (35 itens) e o CES-D (20 itens).

Dois outros instrumentos amplamente utilizados para medir a saúde emocional são o STAI - utilizado para medir a ansiedade atual e crónica de uma pessoa (Kvaal, Ulstein, Nordhus, & Engedal, 2005), com mais de 30 traduções em contextos clínicos e de investigação transcultural, e a Medida de Intensidade dos Afectos (AIM), com 40 itens do tipo Likert, utilizada para avaliar os níveis de stress relacionados com a gravidez entre os participantes (Littleton, Bye, Buck, & Amacker, 2010).

Existem três formas do STAI: a primeira versão STAI forma X (STAI -X), o STAI para crianças, e o STAI forma Y (STAI -Y), que pode diferenciar entre ansiedade emocional ou temporária ou de estado versus traço ou ansiedade de personalidade de longa data em adultos. O STAI - Y também mede a gravidade do nível geral de ansiedade para além dos dois tipos de ansiedade (Alderdice, Lynn, & Lobel, 2012).

A AIM mede a intensidade (força ou fraqueza) com que uma pessoa experimenta carateristicamente emoções positivas e negativas. A intensidade dos afectos é descrita como um traço de personalidade estável, que reflecte a intensidade típica com que uma pessoa experimenta diferentes emoções - agradáveis ou desagradáveis (Lucas, Diener, & Larsen, 2009). A AIM tem sido criticada por assumir unidimensionalidade ou por explorar apenas uma dimensão da intensidade, apesar de ser apresentada como uma escala multidimensional que consiste em cinco ou mais factores - Intensidade dos Afectos Negativos, Intensidade dos Afectos Positivos, Preferência pela Excitação, Reatividade Visceral a Eventos Emocionais e Intensidade Emocional Geral (Littleton, Bye, Buck, & Amacker, 2010).

Para além da AIM, existem cinco outras medidas comuns de intensidade dos afectos: Primeiro, a Escala de Intensidade Emocional (EIS) - uma escala de 30 itens, cada um perguntando ao participante como ele responderá imaginando estar em uma situação emocionalmente evocativa específica (Bachorowsky & Braaten, 1994; Pandey, & Saxena, 2012). Apresenta uma correlação de .45 com a AIM e uma correlação caraterística com uma terceira variável muito semelhante à AIM, mas a validade da EIS não está totalmente estabelecida. Segundo, o Questionário de Expressividade de Berkeley, que avalia a força do impulso ou a força da experiência emocional usando seis itens medidos em uma escala de 1 a 7 (Zijlstra, Taal, Van de Laar, & Rasker, 2007). Em terceiro lugar, o Affect Intensity Questionnaire (AIQ) - uma escala visual analógica de 18 itens na qual os participantes classificam as intensidades relativas de afectos específicos que experimentam (Verduyn, Van Mechelen, Tuerlinckx, Meers, & Van Coillie, 2009). É adequado para medir o estado e não o traço de afeto, e as suas propriedades psicométricas são influenciadas pelas instruções utilizadas para classificar as emoções umas em relação às outras. Em quarto lugar, o Intensity and Time Affect Survey (ITAS) - avaliação adjectiva de 24 termos de emoção em que os participantes avaliam a intensidade com que experimentam uma determinada emoção (Schimmack, 2007). Quinto, o Scenario Rating Task (SRT) - consiste em 20 cenários estandardizados apresentados aos participantes, aos quais é pedido que se imaginem no seu lugar e que classifiquem como responderiam a cada um numa escala de 10 emoções. Para além das classificações longas e repetitivas (até 200) do instrumento, este baseia-se em respostas hipotéticas a situações imaginadas (Schimmack, 2007). Tem correlações de validade comparáveis às da AIM, que é um instrumento muito mais curto e mais económico. O ITAS tem coeficientes de validade ainda mais baixos do que o SRT e a AIM (Schimmack, 2007).

Assim, a AIM continua a ser a principal medida da intensidade dos afectos, sendo amplamente utilizada na investigação e traduzida para várias línguas, incluindo o espanhol, o alemão, o italiano, o português, o croata e o sueco, tendo sido encurtada e com níveis de leitura mais baixos (Schimmack, 2007). A AIM distingue entre frequência e intensidade da experiência emocional (Solhan, Trull, Jahng, & Wood, 2009).

Instrumentos para medir o apoio social percebido. O apoio social percebido diz respeito às percepções subjectivas do grau de disponibilidade dos membros de uma rede social para prestar apoio social, representando o aspeto cognitivo do apoio social (Friedlander, Reid, Shupak, & Cribbie, 2007). Em estudos anteriores, foram utilizados vários instrumentos para medir o apoio social percebido, com diferentes comprimentos e índices de fiabilidade. Estes incluem o Questionário de Suporte Social de Norbeck com 10 subescalas (Gigliotti, E. (2006), Perceived Social Support- Short with family and friends subscales (Sheets Jr, & Mohr, 2009), Scales of Perceived Social Support com 15 subescalas (Haber, Cohen, Lucas, & Baltes, 2007), Perceived Support Network Inventory com seis subescalas (De Paula Lima, Norman, & De Paula Lima, 2005), Social Provisions Scale com seis subescalas (Vogel, Wester, Wei & Boysen, 2005), Significant Others Scale com quatro subescalas (Steptoe, Lindsay, Forrest, & Power, 2006), o MSPSS com apenas três subescalas (Zimet, Dahlem, Zimet & Farley, 1988; Bruwer, Emsley, Kidd, Lochner, & Seedat, 2008) e o Questionário de Apoio Social de Sarason (Gottlieb, & Bergen, 2010).

Inicialmente desenvolvido nos Estados Unidos em estudantes universitários como uma autoavaliação do apoio social, Zimet et al. (1988) demonstraram que o instrumento MSPSS de 12 itens mede três tipos de apoio social - família, amigos e outras pessoas significativas - numa escala de Likert de 1 a 7 pontos com boa fiabilidade. O instrumento também sofre pouco viés de desejabilidade social, apesar de todos os seus itens terem uma redação positiva (Gottlieb, & Bergen, 2010). É curto, adequado para um estudo que envolve a avaliação de múltiplas variáveis e é fácil de compreender (Haber, Cohen, Lucas, & Baltes, 2007). As raparigas geralmente reportam uma pontuação mais elevada no apoio dos amigos e menos pontuações no apoio da família do que os rapazes (Rockhill, Stoep, McCauley, & Katon, 2009).

Resumo e transição

Neste capítulo, é feita uma revisão dos estudos da literatura sobre os factores psicossociais que influenciam a SCE, com destaque para os principais resultados, os pontos fortes e as limitações metodológicas e as lacunas da investigação. Em conclusão, ainda não existem provas científicas em termos de ensaios clínicos aleatórios (ECA) sobre se o parto por cesariana é ou não melhor do que o parto vaginal, sobre as consequências para a criança e para a mãe e sobre a base para sugerir a ECS - na ausência de indicações médicas. Até à data, os estudos sobre a cesariana têm-se concentrado mais nas caraterísticas do médico, do hospital ou da mãe, no ensaio de trabalho de parto após a primeira cesariana e noutros resultados obstétricos. Estes estudos também se centraram nas cesarianas planeadas, que têm indicação médica ou obstétrica por muitas razões, tais como antecedentes de cesarianas anteriores, apresentações anormais, placenta prévia, gravidezes múltiplas, condições médicas conhecidas e obstruções do trabalho de parto. Poucos estudos, no entanto, se concentram nos determinantes reais da ECS, especialmente os determinantes psicossociais. Poucas pesquisas foram quantitativas, com um desenho capaz de determinar a natureza e a força das correlações entre esses fatores que afetam a preferência de uma mulher pela SCE. Apenas alguns estudos, principalmente nos países ocidentais e asiáticos, investigaram metodicamente os factores que contribuem para os últimos aumentos das taxas de cesariana, e muito menos utilizaram análises de regressão logística para prever os vários factores psicossociais que influenciam as decisões de cesariana electiva. Este estudo foi, portanto, uma tentativa de preencher estas lacunas na escassez de conhecimentos sobre a epidemiologia das cesarianas em Nairobi, incluindo as taxas de cesarianas, e de identificar os determinantes psicossociais das cesarianas e a contribuição relativa de cada fator identificado num modelo de previsão.

No capítulo seguinte, são delineados os métodos a utilizar para atingir os objectivos da investigação em termos de conceção, amostra e instrumentos. A análise de cada questão/variável de investigação e as estratégias de proteção dos sujeitos humanos são também apresentadas no capítulo 3.

Capítulo 3

Método de investigação

A revisão da literatura no Capítulo 2 identificou a necessidade de um estudo quantitativo que reúna todos os factores psicossociais que os estudos individuais identificaram separadamente para influenciar a decisão das mulheres de fazerem uma cesariana electiva (CEC). Este estudo tem como objetivo investigar os determinantes psicossociais da cesariana electiva em hospitais selecionados em Nairobi.

Este capítulo descreve o método utilizado neste estudo de investigação. O capítulo inclui uma descrição dos vários subtemas da metodologia, incluindo a descrição da conceção do estudo, o processo de amostragem, os instrumentos de investigação, os procedimentos de análise e a forma como as questões éticas foram abordadas. Uma sinopse da conceção e da abordagem do estudo inclui a justificação da preferência pela conceção do estudo. São apresentados pormenores sobre as caraterísticas, a dimensão e o processo de recrutamento da amostra. São discutidos os diferentes instrumentos de estudo, incluindo questionários e escalas psicométricas específicas, utilizados na medição das várias variáveis independentes hipotéticas e apresentada a justificação para a sua seleção. O processo de recolha e análise de dados, incluindo os testes estatísticos efectuados, são também discutidos. As estratégias de proteção dos sujeitos humanos são também discutidas no âmbito das considerações éticas.

Conceção e justificação da investigação

Esta investigação é uma abordagem de métodos quantitativos, que está relacionada com a visão do mundo pós-positivista e com a abordagem teoria-então-investigação, segundo a qual a base teórica é delineada, as hipóteses são identificadas para serem testadas na prática e o estudo é concebido para examinar o significado de determinadas relações. O estudo caracteriza a população em estudo (grávidas urbanas) através de entrevistas a uma amostra de utentes pré-natais de duas maternidades nacionais, com o objetivo de fazer afirmações sobre caraterísticas avaliadas desta população.

Foi utilizada uma conceção de coorte prospetiva numa amostra sistemática de mulheres grávidas no terceiro trimestre que procuraram serviços pré-natais em dois hospitais de Nairobi e que foram registadas durante um período cumulativo de três meses. Foi selecionada uma conceção prospetiva porque permite uma sequência temporal adequada entre múltiplos factores de exposição e o resultado, pelo que prevê o MdD real que a mulher realiza a partir do estado psicossocial da participante; isto é especialmente importante porque a preferência e as intenções da mulher por um determinado MdD podem mudar durante o processo de gravidez e diferir do MdD real utilizado (Pang, et al., 2007). Também é adequado para a investigação em saúde pública nos casos em que a atribuição aleatória de participantes a grupos de estudo não é ética, é impraticável ou impossível (McKenzie, Neiger, & Thackeray, 2009, p. 364). Não foi possível atribuir aleatoriamente os participantes do estudo a um grupo específico para diferentes modos de entrega; em vez disso, foram investigadas as pontuações num conjunto de escalas psicométricas que reflectem o nível percebido do estado psicossocial em relação às suas intenções e resultados do MoD. A conceção é adequada para testar hipóteses específicas sobre relações preditivas significativas individuais ou independentes para factores psicossociais e MdD.

Local do estudo e amostra

Definição

O estudo foi realizado entre mulheres que frequentavam serviços pré-natais em dois hospitais públicos (Pumwani Maternity Hospital e Kenyatta National Hospital) em Nairobi. Nairobi é a capital do Quénia, com a população urbana de crescimento mais rápido de 3,1 milhões (1,6 milhões de homens; 1,5 milhões de mulheres) de um censo nacional de 38,6 milhões (Central Bureau of Statistics, 2009). As taxas de SC são geralmente mais elevadas nos centros urbanos em comparação com as taxas nas zonas rurais (Betran et al., 2007; KDHS, 2010) e muito mais elevadas nos hospitais privados do que nos hospitais públicos (Villar et al., 2006; Wanyonyi, Sequeira, & Obura, 2006). A capital, Nairobi, é cosmopolita e abriga quase todos os quarenta e dois grupos étnicos diferentes do país, com as cinco maiores comunidades: Kikuyu (22%), Luhya (14%), Luo (13%), Kalenjin (12%) e Kamba (11%), que compõem pelo menos 70% da população do país, reflectidas nas várias povoações da cidade (CBS, 2009). A cidade também alberga alguns dos maiores bairros de lata de África, com os bairros de lata de Kibera, Mathare, Mukuru e Soweto a constituírem mais de metade da população da cidade (CBS, 2009).

O sector da prestação de cuidados de saúde no Quénia é composto por um sector formal e por um sector informal. O sector formal é constituído por estabelecimentos de saúde privados e públicos regulados pelos ministérios dos serviços médicos e da saúde pública, enquanto o sector informal é constituído por curandeiros tradicionais sobre os quais o Ministério da Saúde (MS) não tem qualquer controlo. O Kenyatta National Hospital e o Pumwani Maternity Hospital são dois grandes centros de maternidade situados em Nairobi. Muitas casas de repouso e hospitais privados em Nairobi também oferecem serviços de obstetrícia; a ala privada do KNH é um exemplo de uma dessas instalações.

O KNH é um dos dois hospitais de ensino e de referência. Oferece uma variedade de serviços de cuidados de saúde materna e cuidados terciários curativos complexos que requerem equipamento de alta tecnologia e pessoal altamente qualificado. Também aplica normas de qualidade, efectua investigação no domínio da saúde e proporciona formação básica e pós-graduada a profissionais de saúde. Mais de 8.000 crianças nascem no KNH todos os anos (KNH, 2010). Tem uma capacidade de 2000 camas, das quais 130 são para cuidados de maternidade. A população abrangida é proveniente de Nairobi e dos seus arredores, incluindo: Kiambu, Thika, Machakos e Kajiado. A clientela da ala privada é composta por pessoas de diferentes afiliações raciais, culturais e religiosas, principalmente do grupo de rendimento médio (Wanyonyi, Sequeira, & Obura, 2006).

O PMH está situado na zona leste de Nairobi e é vizinho de povoações com rendimentos relativamente baixos, como Mathare, Eastleigh, Muthurwa e Majengo. O PMH é a maior e mais antiga maternidade do condado de Nairobi e é o primeiro ambiente vivido por centenas de milhares de bebés no país. O hospital oferece serviços pré-natais e pós-natais, internamentos de maternidade e um berçário especializado para bebés prematuros, para além de serviços de prevenção da transmissão do VIH de mãe para filho. São efectuados diariamente cerca de 70 partos, dos quais 10 são cesarianas, e nascem em Pumwani cerca de 35 000 crianças por ano (PMH, 2010), sendo os cuidados prestados por cerca de 10 parteiras. Os cuidados vitais de acompanhamento do hospital incluem nutrição suplementar, imunização, aconselhamento e encaminhamento.

Participantes do estudo

As participantes no estudo foram mulheres em idade reprodutiva (18-49 anos) no seu terceiro trimestre (>28 semanas) que frequentam serviços pré-natais em três maternidades selecionadas propositadamente em Nairobi. As maternidades atraem clientes de diferentes povoações que representam diferentes perfis socioeconómicos: Pumwani serve a maioria das clientes pobres e de baixo nível socioeconómico, enquanto a ala pública do KNH serve tanto os grupos de baixo nível socioeconómico como os de nível médio. A ala privada do KNH, no entanto, serve principalmente os grupos socioeconómicos médios e mais abastados. A seleção de utentes das duas maternidades proporciona, assim, um contexto adequado para investigar o perfil social e os padrões seculares relacionados com a prática da cesariana electiva.

Critérios de inclusão e exclusão

Os participantes no estudo eram mulheres:

- no terceiro trimestre (28-36 semanas) de gravidez (apenas no prazo de 3 meses até ao parto, um período suficientemente curto para minimizar as perdas de seguimento mas permitir o recrutamento de uma amostra suficiente para o estudo);
- na faixa etária dos 18-49 anos (visando as mulheres em idade reprodutiva e excluindo os menores de 18 anos por razões éticas);
- Registada para dar à luz em qualquer uma das duas maternidades - Pumwani ou KNH (ala pública ou privada). Os dois hospitais estão entre os maiores centros de maternidade do Quénia e prestam serviços a mulheres grávidas de diferentes culturas, raças e estratos socioeconómicos.

- Com capacidade para ler, escrever e compreender inglês (pelo menos o 7.º ano de escolaridade). No entanto, os questionários foram traduzidos, publicados e administrados em Kiswahili (a língua nacional) para os participantes que não compreendiam inglês.

No entanto, foram excluídos do estudo os seguintes clientes:

- Faixa etária inadequada:
  - o Mulheres grávidas mas menores de idade (<18 anos). O governo do Quénia considera as pessoas com menos de 18 anos como menores e incapazes de tomar decisões legais por si próprias.
  - o Mulheres com mais de 49 anos de idade (a idade avançada está associada não só a uma redução da fertilidade, mas também a complicações na gravidez e no parto).
- Resultados indesejáveis do parto conhecidos pelas indicações obstétricas para a cesariana:
  - o Mulheres com história de SC anterior
  - o Mulheres com história de parto vaginal cirúrgico anterior
- Factores médicos para a indicação de SC:
  - o Mulheres com nascimentos múltiplos ou outras complicações clínicas conhecidas
  - o Mulheres com outras indicações obstétricas, como apresentação pélvica, angústia, distócia (parto ou trabalho de parto difícil) ou anomalias congénitas.
  - o Mulheres com problemas mentais, doenças psiquiátricas ou problemas de saúde conhecidos (como diabetes, obesidade, hipertensão, doenças coronárias e VIH/SIDA).

Procedimentos de amostragem

O estudo aplicou uma estratégia de amostragem aleatória sistemática e de probabilidade proporcional ao tamanho (PPS) para selecionar mulheres grávidas no seu terceiro trimestre em dois hospitais públicos que oferecem serviços de maternidade (Pumwani Maternity Hospital e Kenyatta National Hospital) como pontos de recrutamento. Utilizando uma lista de clientes pré-natais registadas nos dois hospitais durante um período de três meses, foram selecionadas proporcionalmente 1359 clientes elegíveis nos dois hospitais com base na dimensão das suas taxas de admissão pré-natal. O Pumwani e o KNH registam nascimentos mensais de cerca de 2000 e 600, respetivamente. As participantes aderiram ao estudo na altura da consulta pré-natal do terceiro trimestre (1-3 meses antes do parto) e saíram do estudo na primeira consulta pós-natal, normalmente na sexta semana pós-parto, quando o bebé deve receber o primeiro conjunto de vacinas de imunização no Quénia.

A seleção aleatória dos participantes elegíveis e a natureza probabilística da amostragem PPS destinavam-se a tornar a amostra mais representativa da população em estudo e a gerar resultados mais generalizáveis do que as amostras de conveniência. A probabilidade proporcional ao tamanho (PPS), que utiliza a informação disponível sobre as unidades de saúde para a segregar em grupos socioeconómicos, ajudou a garantir que os dois hospitais, os tipos de serviços (privados e públicos) e os dois grupos diferentes (ECS e VB) da população estudada estivessem uniformemente representados na amostra global, para melhorar a precisão das estimativas dos factores avaliados (Frankfort-Nachmias & Nachmias, 2008, p. 171).

Determinação da dimensão da amostra

O estudo foi concebido principalmente para testar a hipótese de ausência de associação para cada fator independente e para um modelo preditivo global utilizando uma regressão logística contra uma variável de resultado binária como MoD (ECS e VB). Assumindo uma correlação modesta (efeito médio, R ao quadrado = 0,13 a 0,26) e um número total de dez factores independentes - sete preditores (personalidade da mulher, medo, evitar a dor, preservação da função sexual, saúde emocional - ansiedade, stress ou depressão, apoio social percebido e conveniência) e pelo menos três factores de risco (idade materna, educação/rendimento materno e profissão), e utilizando a orientação de Tabachnick e Fidell (2001, p. 117), foi utilizada a seguinte fórmula para calcular a dimensão da amostra, assumindo a taxa estimada de ECS de Nairobi de 5,0%:

$$N = \frac{8}{f^2} + (m-1), \qquad f^2 = \frac{R^2}{1-R^2}$$

Onde,

N= Tamanho da amostra

R^2 (R ao quadrado) = Quadrado do coeficiente de correlação de Pearson (pelo menos 0,13)

m = número de variáveis preditoras =10

$N = 53.5 + (10\text{-}1)$ ® 63

E a dimensão da amostra ECS após o atrito (não resposta) é

$$N_T = \frac{N}{1 - NRR} \qquad = N_T = \frac{63}{1 - 0.1} \qquad = \frac{63}{0.9} = 70$$

Onde,

N = Tamanho da amostra inicial

NT =Tamanho total da amostra

NRR = Taxa de não resposta = 10%= 0,1

Por conseguinte, prevendo uma taxa liberal de não resposta de 10% (incluindo desistências e casos censurados), esperava-se que, no mínimo, 70 participantes tivessem ECS.

$$N_F = \frac{N_T}{ECSRate} X100\% = \frac{70}{5\%} X100\% = 1400$$

Onde,

NF = Dimensão final da amostra

Assumindo uma taxa modesta de ECS de 5,0% em Nairobi, seria necessário selecionar e recrutar um total de 1400 utentes pré-natais legíveis durante as datas das consultas seguintes, como uma coorte, e segui-las nas três maternidades de Nairobi para determinar o seu MoD real.

Recolha de dados

As mulheres grávidas que frequentavam os serviços pré-natais e que tinham parto marcado nos dois hospitais de Nairobi foram contactadas, com a autorização dos hospitais, para obterem o seu consentimento para participarem no estudo. Pediu-se às clientes que preenchessem um breve formulário de seleção (Anexo F) para verificar a sua elegibilidade com base na idade, no período de gestação, na experiência anterior de parto, na história clínica e em quaisquer indicações obstétricas. As participantes foram entrevistadas antes do parto através de um questionário estruturado, composto principalmente por dez escalas psicossociais: ACS-30, RSE, SF-MPQ, W-DEQ, CBSEI-C32, FSFI, MSPSS, EPDS, STAI e AIM, e seguidas para o seu MoD real a partir de registos hospitalares ou entrevista telefónica pós-natal. Além disso, a parte de conveniência do TSQM v. II foi utilizada para avaliar a conveniência social como um fator determinante da escolha do parto normal. As entrevistas foram realizadas pessoalmente por assistentes de investigação do sexo feminino, estudantes de enfermagem/saúde com os conhecimentos necessários sobre o tema e com formação adequada sobre técnicas de entrevista e administração de escalas psicométricas.

Uma semana antes da recolha de dados, foi realizado um pré-teste junto de um grupo de 49 mulheres grávidas que se encontravam nos primeiros trimestres (trimestres I e II) nestas instalações e que não faziam parte do estudo, para testar os questionários traduzidos para Kiswahili (traduzidos para trás e para a frente por um perito linguístico) e os procedimentos para a recolha de dados, a fim de identificar, rever e clarificar quaisquer questões pouco claras ou erros antes da recolha de dados propriamente dita. Não se registaram diferenças culturais ou idiomáticas entre as versões inglesa e kiswahili do instrumento e apenas dois dos 49 participantes optaram por responder à versão kiswahili. Apenas foram corrigidos pequenos erros tipográficos no instrumento utilizado na recolha final de dados.

Instrumentação e materiais

Dados sociodemográficos

Foi utilizado um questionário sociodemográfico para avaliar informações básicas sobre a educação, a idade, a ocupação, o rendimento, a tribo/grupo étnico, a filiação religiosa, o estado civil e a residência ou bairro das mulheres. Foram também incluídas perguntas estruturadas sobre as caraterísticas maternas relacionadas com a história obstétrica das participantes, tais como a unidade de saúde visitada, a experiência anterior de parto e o local do parto, a gestação, a paridade, a gravida e a idade da primeira gravidez. As participantes também foram questionadas sobre o seu MdD preferido, utilizando a pergunta: "Se tivesse uma gravidez sem complicações e pudesse optar por marcar uma cesariana ou esperar por um parto vaginal espontâneo, qual escolheria?"

Traços de personalidade

A autonomia das mulheres foi avaliada através da ACS-30. A ACS-30 é uma versão curta de 30 itens da Escala de Autonomia de 50 itens que mede a autonomia de si próprio em relação aos outros (Bekker & van Assen, 2006) numa escala de Likert que varia de 1 a 5 em quatro níveis, ou seja, auto-consciência, sensibilidade aos outros, capacidade de gerir novas situações e auto-eficácia profissional.

O nível de confiança e o desejo de autocontrolo em relação aos MdD foram medidos através da utilização da versão curta do CBSEI-C32, para além da pergunta sobre as razões a favor de um determinado MdD. O CBSEI-C32 curto é uma escala Likert de 32 itens, de dez pontos, sobre a utilidade de um comportamento (0 = nada útil, 10 = muito útil), utilizada para avaliar a capacidade percebida da mulher para adotar comportamentos específicos durante o trabalho de parto, bem como a sua auto-eficácia percebida e a confiança nessa capacidade para lidar com o trabalho de parto iminente (Ip, 2007). É composto por duas partes: 1) a expetativa de auto-eficácia para o parto, que avalia a capacidade percebida para realizar comportamentos específicos de enfrentamento, e 2) a expetativa de resultado, que avalia a crença de que uma boa experiência de parto pode ser um resultado do envolvimento no comportamento específico (Ip, Chan, & Chien, 2005).

A autoestima das mulheres foi medida utilizando a RSE, uma escala de Likert de dez itens (Rosenberg, 1965), medida numa escala de 4 pontos que vai de 0 (concordo totalmente) a 3(discordo totalmente). Os itens com palavras positivas foram invertidos antes do cálculo da pontuação da autoestima, de modo que uma pontuação mais elevada reflecte uma maior autoestima.

Medo do parto

A FoB ou tocofobia foi avaliada pelo W-DEQ A - uma escala unidimensional do tipo Likert de 33 itens (Alehagen, Wijma, & Wijma, 2006) que varia de 1 a 6 (extremamente a nada). Os participantes foram questionados, por exemplo, sobre como pensam que se vão sentir durante o trabalho de parto e o parto, para avaliar os sentimentos e pensamentos pré-parto relativamente ao parto. Quanto mais elevadas forem as pontuações do W-DEQ, maior será a gravidade do FoB.

Evitar a dor

O grau de perceção da dor no trabalho de parto esperado pela participante e que influencia a escolha do MdD foi avaliado utilizando o SF-MPQ modificado (Grafton, Foster, & Wright, 2005). O SF-MPQ é composto por 15 descritores (11 sensoriais e 4 afectivos), medidos numa escala de intensidade de 0 (nenhuma) a 3 (grave), para calcular três pontuações de dor a partir da soma dos valores de intensidade dos descritores sensoriais, afectivos e totais. Depois de preencherem o SF-MPQ, foi pedido às participantes que indicassem, numa escala de 0 (sem dor) a 10 (a dor mais intensa possível), a intensidade da dor que provavelmente sentiriam durante o parto vaginal espontâneo na EVA.

Preservação da função sexual

A consideração da preservação da função sexual da mulher na seleção do MdD foi avaliada pelo FSFI em complemento com a BISCS. A escala FSFI de 19 itens está dividida em seis domínios que incluem a dor, o desejo, a excitação sexual, a lubrificação, o orgasmo e a satisfação (Verit, F., & Verit, A., 2007). A função sexual nesta escala é avaliada numa pontuação de um (nível mais baixo) a seis (nível mais alto).

A BISCS é uma escala de 15 itens, cada um classificado numa escala de 1 (nunca) a 6 (sempre), para avaliar a autoconsciência sexual das mulheres numa relação sexual. Quanto mais elevada for a pontuação da BISCS, maior é a autoconsciência durante as actividades sexuais (Morrison, Doss, & Perez, 2009).

Apoio social percebido

O nível de apoio percebido recebido pela mulher foi avaliado pelo MSPSS. O MSPSS, com

12 itens, mede três fontes de apoio social - amigos, família e outra pessoa significativa (Bruwer et al., 2008). Os itens são classificados numa escala de Likert de 1 a 7, indicando discordo totalmente e concordo totalmente, respetivamente. Num intervalo de 12 a 84 pontos totais, quanto mais elevada for a pontuação global do MSPSS, maior é o nível de apoio social percebido.

Estado de saúde emocional

O nível de depressão na gravidez foi avaliado pela EPDS. A escala tem 10 itens que podem avaliar o sentimento de depressão de uma mulher grávida nos 7 dias anteriores (Gibson et al., 2009). Os itens têm quatro respostas possíveis, pontuadas de forma diferente de 0 a 3. Com uma pontuação máxima possível de 30, as mulheres que pontuam acima de 10 são susceptíveis de sofrer de depressão de gravidade variável durante a gravidez.

O STAI para adultos (STAI forma Y) foi utilizado para avaliar a ansiedade global dos participantes. O STAI-Y, com 40 itens, está dividido em duas secções, cada uma com 20 afirmações, que servem como indicadores das duas formas correspondentes de ansiedade: a ansiedade estado e a ansiedade traço, e medem adicionalmente a gravidade do nível global de ansiedade (Alderdice, Lynn, & Lobel, 2012). Os itens estão dispostos por ordem, de modo a que os números apresentem uma correlação positiva com a ansiedade referida na pergunta. As respostas são dadas numa escala de Likert de 4 pontos, com um ponto mínimo de 1 (nada) e um ponto máximo de 4 (muito) para a Escala de Ansiedade Estado (STAI-S) e com base na frequência de 1 (quase nunca) a 4 (quase sempre) para a Escala de Ansiedade Traço (STAI-T), produzindo pontuações de 20 a 80.

A AIM, uma escala de 40 itens do tipo Likert, será utilizada para avaliar os níveis de stress dos participantes. A AIM mede a intensidade (força ou fraqueza) com que uma pessoa experimenta carateristicamente emoções positivas e negativas (Solhan et al., 2009). Pede-se ao participante que indique como reage a 40 eventos numa das seis opções diferentes de 1 (Nunca) a 6 (Sempre).

Conveniência social

A conveniência social associada ao MdD, considerada como a facilidade com que a mulher desejaria planear a hora do dia ou o dia da semana para o seu parto, foi avaliada através de um conjunto de perguntas relacionadas. Por exemplo, os itens retirados da parte relativa à conveniência do instrumento TSQM v. II (Atkinson, Kumar, Cappelleri, & Hass, 2005) eram os seguintes

Qual é a facilidade ou dificuldade de..:

- Agendar a hora (dia ou noite) da sua entrega com CS/VB?
- Planear o dia (dia da semana ou fim de semana) da sua entrega com CS/VB?
- Planear os meus dias de licença de maternidade e o meu horário de trabalho com a CS/VB?
- Quão conveniente ou inconveniente é passar por um CS/VB?
- Os itens são avaliados numa escala de Likert que varia de 1 (extremamente difícil/incómodo) a 7 (extremamente fácil/incómodo).

Fiabilidade e validade dos instrumentos

A Autonomy Connectedness Scale (ACS-30) demonstrou ser um instrumento psicométrico válido para avaliar a autonomia ou o autogoverno, bem como a interação com os outros, com boa consistência interna (fiabilidade). A análise fatorial revelou uma boa semelhança com a escala de autonomia original, com valores alfa de Cronbach de 0,81, 0,82 e 0,83 para a subescala Autoconsciência, Sensibilidade aos Outros e Capacidade de Gerir Novas Situações, respetivamente (Bekker & van Assen, 2006). A consistência interna foi comparável para as três subescalas da escala original, situando-se entre 0,8 e 0,85. A ACS-30 apresentou uma forte correlação com a auto-eficácia no trabalho e reproduziu as diferenças entre os sexos (as mulheres têm níveis mais elevados de ligação à autonomia do que os homens) e a relevância clínica encontradas na versão original, demonstrando a sua validade. A Escala de Ligação à Autonomia, com 30 itens, não só é curta, como também é menos complicada na sua escala de 5 pontos, em comparação com a escala de 7 pontos da ACS-50 (Bekker & van Assen, 2006).

O *Inventário de Auto-Eficácia no Parto (CBSEI-C32)* não só é culturalmente sensível, como também tem validade e fiabilidade testadas nos Estados Unidos (Lowe, 2007) e em diferentes traduções e culturas, como em Espanha (Cunqueiro, Comeche, & Docampo, 2009), no Irão

(Khorsandi et al., 2008) e em comunidades indonésias, japonesas, coreanas e chinesas (Ip, Chan, &Chien, 2005). Em todos os casos, o instrumento é fiável e válido, como demonstrado pela fiabilidade adequada da consistência interna com a correlação de Pearson, r = 0,40 - 0,96 e a consistência com a Teoria da Auto-Eficácia de Bandura (1977) sobre os preditores da auto-eficácia no parto. A análise de componentes principais mostrou que a CBSEI é unidimensional e tem a capacidade de distinguir entre expectativas de resultados e de auto-eficácia.

A *Escala de Auto-Estima de Rosenberg (EAR)* é uma escala unidimensional válida e fiável (Schmitt, & Allik, 2005) de autoestima global. O instrumento é originalmente uma escala de Guttman com uma reprodutibilidade suficientemente elevada de 0,92 e coeficientes de escalabilidade de 0,72 (Rosenberg, 1965). Outros relataram diferentes pontos fortes de validade convergente com correlação de Pearson variando de 0,56 a 0,83 e associação significativa entre a RSE (Fator 1) e indicadores psicofisiológicos de ansiedade, afeto depressivo e utilização de recursos médicos (psiquiátricos). O RSE prediz o comportamento delinquente e a depressão com valores alfa superiores a 0,85 em vários estudos de grande dimensão realizados nos Estados Unidos e em adolescentes de Hong Kong, e é amplamente utilizado em mais de 50 países (Schmitt, & Allik, 2005).

O *Wijma Delivery Expectancy/ Experience Questionnaire (W-DEQ)*, enquanto instrumento, tem demonstrado medir de forma fiável o medo do parto, com um alfa de Cronbach de 0,88 para a fiabilidade da consistência interna e a fiabilidade de metade para metade relatada em dois estudos e um coeficiente alfa de até 0,89 pelos seus autores (Wijma et al., 1998) e num estudo recente utilizando a versão turca (Korukcu, Kukulu, & Firat, 2012), bem acima da pontuação de 0,70 do critério de consistência interna. A simplicidade da EVA promove uma elevada adesão e a combinação do W-DEQ e da EVA - ela própria com uma pontuação de fiabilidade de 0,76 a 0,91 (Boonstra et al., 2008; Hasson & Arnetz, 2005) - daria mais informações sobre o valor preditivo do medo do parto nas decisões de CEC.

O *Short-form McGill Pain Questionnaire (SF-MPQ)* é um instrumento amplamente investigado e traduzido, utilizado na avaliação da experiência de dor. É um instrumento válido, fiável e reativo para avaliar a experiência de dor aguda ou crónica em diferentes tipos de pacientes. Incorpora as caraterísticas do McGill Pain Questionnaire (MPQ) padrão e apresenta uma correlação elevada com o mesmo, mas requer menos tempo, 2-5 minutos (Grafton, Foster, & Wright, 2005) para ser administrado. Tem uma boa consistência interna com um alfa de Cronbach de 0,705 e 0,713 para o teste e o reteste, respetivamente (Yakut, Y., Yakut, E., Bayar, & Uygur, 2007). Outros estudos confirmam a validade da estrutura do SF-MPQ e a sua utilidade mesmo após a tradução para várias outras línguas e em diferentes contextos culturais (Zinke, Lam, Harden, &Fogg, 2010). O SF-MPQ multidimensional é mais fiável do que as escalas unidimensionais, como a EVA, para avaliar a dor crónica em que estão envolvidos componentes afectivos, um aspeto importante da dor.

A outra escala de classificação da dor utilizada para avaliar a dor - a EVA - também foi validada e considerada fiável para utilização em contextos clínicos (Williamson & Hoggart, 2005), com um coeficiente alfa de 0,85-,90. A EVA é comparável às escalas de Likert no que diz respeito à fiabilidade e validade e produz resultados semelhantes (Sindhu, Shechtman, & Tuckey, 2011), é mais reactiva, ou seja, avalia mais de perto o que os doentes sentem realmente, e é mais adequada para os avaliadores ou inquiridos com menos habilitações (Williamson, & Hoggart, 2005).

O instrumento *Female Sexual Function Index (FSFI)* foi validado em casos de perturbação da excitação sexual e em controlos não clínicos com a mesma idade (Wiegel, Meston, & Rosen, 2005). O estudo revelou uma elevada fiabilidade teste-reteste (r = 0,79-86) para os domínios individuais, uma elevada consistência interna (alfa de Cronbach > 0,82) e uma variação significativa entre os dois grupos (doente e controlo) ($p<0,001$). A evidência da validade discriminante do instrumento FSFI também foi encontrada em estudos sucessivos (Ter Kuile, Brauer, & Laan, 2006). Uma avaliação psicométrica conduzida por Wiegel, Meston, e Rosen (2005), consequentemente desenvolveu um cut-off (uma pontuação Total-FSFI de 26,55) que é capaz de diagnosticar mulheres com disfunção sexual. Gerstenberger et al. (2010) relataram uma elevada sensibilidade (92%) e especificidade (89%) do instrumento para prever a perturbação do desejo sexual. Pontuações mais elevadas no FSFI implicam menos problemas no funcionamento sexual.

A Escala de Autoconsciência da Imagem Corporal da Mulher (BISCS) de Wiederman mede a autoconsciência na experiência e relação heterossexual com elevada consistência interna global. A pontuação da BISCS correlaciona-se com outras medidas psicométricas da sexualidade com diferentes coeficientes de consistência interna para a estima sexual da mulher (alfa de Cronbach .93), ansiedade sexual (alfa de Cronbach = .81), assertividade sexual (alfa de Cronbach .91), bem-estar (alfa de Cronbach .88) e evitamento sexual (alfa de Cronbach .87) [Verit, F., & Verit, A., 2007].

Os 15 itens da BISCS geraram dois factores com valores caraterísticos da matriz (eigenvalues) superiores a um numa análise fatorial de componentes principais - um eigenvalue de 8,39 para o primeiro fator que representou 56,0% da variância e um eigenvalue de 1,06 para o segundo fator que representou apenas 7,1% da variância (Morrison, Doss, & Perez, 2009). Além disso, a correlação média entre itens de 0,52 forneceu evidências para julgar todos os itens do BISCS como avaliando o mesmo constructo (Verit, F., & Verit, A., 2007). Noutro estudo, Schembri e Evans (2008) relataram a utilização do BISCS com consistência interna perfeita (alfa de Cronbach de 0,96) e validade adequada. Ao contrário de outros Questionários de Imagem Corporal, o BISCS mede a imagem corporal comportamental, um domínio específico da imagem corporal que se preocupa com a forma como os comportamentos de uma pessoa são afectados pelos seus pensamentos e sentimentos sobre o seu corpo (McDonagh, Morrison, & McGuire, 2008) e não os outros dois domínios: Imagem perceptiva ou avaliativa (a avaliação ou apreciação que um indivíduo faz do seu corpo) ou imagem corporal *afectiva* (sentimentos e emoções sobre o seu corpo). O Body Image Avoidance Questionnaire (BIAQ), que foi um dos instrumentos para avaliar a imagem corporal comportamental, não prevê significativamente nenhum dos domínios do funcionamento sexual - ansiedade, estima e problemas (Weaver & Byers, 2006).

A *Escala Multidimensional de Apoio Social Apercebido (MSPSS)* de Zimet et al. (1988) demonstrou inicialmente uma validade de construção moderada e uma boa fiabilidade interna (rs = 0,88) e de teste-reteste (rs = 0,85), com um baixo apoio social apercebido, mostrando associação com níveis elevados de sintomatologia depressiva e ansiosa, medidos pela Lista de Verificação de Sintomas de Hopkins (Bruwer et al., 2008). O MSPSS avalia de forma fiável o apoio social em muitos outros contextos e entre culturas, incluindo na população ugandesa, com uma boa consistência interna de 0,83 e testes de validade utilizando a análise exploratória de factores e a análise de componentes principais, que revelam três componentes interligados e cargas elevadas nas subescalas (Nakigudde et al., 2009). O instrumento é também menos suscetível de ser influenciado pela conveniência social (Gottlieb, & Bergen, 2010), é curto, fácil de compreender e é sensível ao género, com as raparigas a registarem uma pontuação mais elevada na escala dos amigos do que os rapazes e os rapazes a registarem uma pontuação mais elevada na escala do apoio familiar do que as raparigas (Rockhill et al., 2009).

A *Escala de Depressão Pós-Natal de Edimburgo (EPDS)* é um instrumento muito utilizado para avaliar a depressão perinatal e está disponível em várias línguas, incluindo o inglês, o árabe e o francês (Montazeri, Torkan, & Omidvari, 2007). A EPDS, com apenas 10 itens, administrada em menos de 5 minutos e com uma boa validade e fiabilidade, continua a ser o instrumento mais utilizado na investigação e em contextos clínicos (Gaynes et al., 2005), em comparação com outros instrumentos de rastreio da depressão perinatal e com validade concomitante. Os estudos indicam que a fiabilidade da consistência interna (coeficiente alfa de Chronbach) varia entre 0,77 e 0,804 (Montazeri, Torkan, & Omidvari, 2007; Vivilaki et al., 2009) e que existem duas subescalas distintas e correlacionadas (subescala de ansiedade e subescala de depressão) em análises factoriais exploratórias e confirmatórias (Jomeen & Martin, 2005). As pontuações da EPDS também discriminam entre subgrupos de cesarianas e vaginais, com pontuações de depressão mais elevadas entre as mulheres com parto cesariano do que entre as mulheres com parto vaginal (Montazeri, Torkan, & Omidvari, 2007).

O *Inventário de Ansiedade Estado-Traço* de 40 itens de Spielberger et al. (1970) é o instrumento de ansiedade mais utilizado para medir a ansiedade atual ou temporária (estado) e a ansiedade geral duradoura (traço) de um indivíduo, com traduções em muitas línguas para contextos transculturais (Kvaal et al., 2005). Tem duas secções de 20 itens, cada uma avaliando as duas formas de ansiedade. O STAI-T, por exemplo, mede uma tendência estável para sentir ansiedade e a propensão para perceber condições stressantes como ameaçadoras. O STAI Form Y é um instrumento de avaliação validado para medições separadas de auto-relato da ansiedade de estado e de traço. A fiabilidade do STAI-Y é atestada pelas semelhanças de vários estudos e pelas correlações do autor de 0,54 (estado) e 0,86 (traço) para a fiabilidade teste-reteste (Kvaal et al., 2005). Uma versão chinesa revista do STAI foi validada entre populações chinesas em Hong Kong, com uma fiabilidade teste-reteste elevada (0,73-0,86) para o traço e uma validade concorrente entre 0,73 e 0,85, confirmando a boa validade e fiabilidade do instrumento (Shek, 1993; Leung et al., 2006). Além disso, as duas subescalas correlacionam-se diferencialmente com outras classificações de ansiedade e depressão, com a perspetiva de que ambas têm caraterísticas sobrepostas e distintas (Alderdice, Lynn, & Lobel, 2012).

A *Medida de Intensidade dos Afectos (MIA)* continua a ser a principal medida de intensidade dos afectos, com ampla utilização na investigação e com tradução em várias línguas; foi encurtada e com níveis de leitura reduzidos e tem uma validade mais estabelecida em comparação com outras medidas de intensidade dos afectos, como a Escala de Intensidade Emocional, o Questionário de Intensidade dos Afectos, o Inquérito sobre Intensidade e Tempo dos Afectos e a Tarefa de Classificação de Cenários (Solhan et al., 2009). A AIM tem uma elevada validade discriminante para distinguir entre a frequência e a intensidade da experiência emocional e entre a intensidade dos afectos negativos e positivos (Lucas, Diener, & Larsen, 2009). A AIM de 40 itens tem uma excelente consistência interna com coeficiente alfa entre .90 e .94 em quatro grupos separados, correlações de meio a meio de .73 - .84, correlações totais de itens de .41 - .51, e correlações de teste-reteste de 3 meses de .81 (Lucas, Diener, & Larsen, 2009; Schimmack, 2007).

O *Questionário de Satisfação com a Medicação versão II (TSQM v. II)* é uma versão mais curta derivada do TSQM v I, com 14 itens, e é um instrumento válido e fiável para avaliar a satisfação dos utentes com a medicação. Fornece pontuações em quatro subescalas (Atkinson et al., 2004) - efeitos secundários, conveniência, eficácia e satisfação global (itens 12 a 14). A análise fatorial mostrou que o TSQM v. II é um instrumento fortemente dimensional, explicando 88% da variância total combinada com as subescalas (Atkinson, Kumar, Cappelleri, & Hass, 2005). O TSQM v. II, embora tenha menos itens, mantém as funções de avaliação do TSQM v. I de 18 itens e tem uma redação mais consistente (Atkinson et al., 2005). Além disso, o domínio de conveniência do TSQM demonstrou a associação mais forte com a adesão à medicação (rs = 0,46), a eficácia (rs = 0,38) e a satisfação global (rs = 0,34), por esta ordem, mesmo com a exclusão do domínio dos efeitos secundários (TSQM-9) (Bharma et al., 2009). No entanto, um estudo anterior de validação do TSQM mostrou que a satisfação global está fortemente associada ao domínio da adesão à medicação (Atkinson et al., 2005). Bharma et al. (2009) também registaram uma consistência teste-reteste satisfatória, com coeficientes de correlação intra-classe elevados, superiores a 0,70.

Análise de dados

Os dados foram introduzidos, limpos, processados e analisados utilizando o SPSS v20. A análise das variáveis univariadas foi realizada para resumir a distribuição dos factores individuais e das variáveis de resultado. A hipótese de não existirem diferenças dentro e entre os grupos foi testada utilizando o teste não paramétrico do Qui-quadrado com base nas categorias de MdD (ECS ou VB), para os factores categóricos como escolaridade ou não, tipo de unidade de saúde visitada, casado ou não; e para variáveis ordinais como ocupação, nível de escolaridade e paridade. A análise dos resultados baseou-se num poder estatístico de 80%, *alfa* de 5% para um teste bicaudal (Burkholder, 2009).

Questão de investigação n.º 1: A taxa de incidência de partos por cesariana (incluindo cesarianas electivas) nos dois serviços de obstetrícia de Nairobi cumpre a recomendação da ONU e dos NIH de ser igual ou inferior a 15%?

$H01$: Taxa de incidência de SC < 15%

H_{A1} : Taxa de incidência de SC > 15%

Análise estatística: Distribuição de frequências (percentagens) dos casos de cesariana no estudo, seguida de um teste binomial para determinar se a taxa é inferior a 15%.

Questão de investigação n.º 2: A proporção de partos de SC que são electivos é superior à proporção mediana de 5%?

H02: Taxa de incidência de SCE < 5%

HA2: Taxa de incidência de ECS > 5%

Análise estatística: Distribuição de frequências (percentagens) dos casos de cesarianas electivas, seguida de um teste binomial para determinar se a taxa é inferior a 5%.

Questão de investigação #3a: Os traços de personalidade de uma mulher, medidos pelo ACS-30, CBSEI-C32 e RSE, associados ao ECS?

H03a: Não existe associação entre a ECS e os traços de personalidade da mulher medidos pela ACS-30, CBSEI-C32 e RSE.

HA3a: Existe uma associação entre o ECS e os traços de personalidade de uma mulher

Análise estatística: Será efectuado o teste ANOVA de uma via (teste de Kruskal Wallis se não houver distribuição normal) entre a ECS como variável dependente e as pontuações de personalidade como variável independente. A idade materna e o estado civil serão considerados como possíveis covariáveis na análise, e a significância das associações será avaliada com um nível de confiança de 95%.

Questão de investigação #3b:Existe uma associação entre a função sexual da mulher, medida pela BISCS e FSFI, e a ECS?

H03b: Não existe associação entre a função sexual da mulher, medida pela BISCS e pela FSFI, e a ECS

HA3b: Existe uma associação entre a função sexual da mulher, medida pela BISCS e pela FSFI, e a ECS

Análise estatística: O teste ANOVA de uma via (teste de Kruskal Wallis se não houver distribuição normal) será realizado entre ECS como variável dependente e escores de função sexual como variável independente. A idade materna, educação, ocupação, religião e estado civil serão considerados como possíveis covariáveis na análise, e a significância das associações será avaliada a um nível de confiança de 95%.

Questão de investigação #3c: Existe uma associação entre a ECS e o medo de parto de uma mulher, medido pelo W-DEQ?

H03c: Não existe associação entre a ECS e o medo de parto das mulheres, medido pelo W-DEQ

HA3c: Existe uma associação entre a ECS e o medo de parto de uma mulher, medido pelo W-DEQ

Análise estatística: Será efectuado um teste ANOVA de uma via (teste de Kruskal Wallis se não houver distribuição normal) entre a ECS como variável dependente e as pontuações do W-DEQ como variável independente. A idade materna, a educação, a paridade e o estado civil serão considerados como possíveis covariáveis na análise, e a significância das associações será avaliada com um nível de confiança de 95%.

Questão de investigação #3d: Existe uma associação entre o ECS e a perceção da dor de parto medida pelo SF-MPQ?

H03d: Não existe associação entre a ECS e a perceção da dor de parto, medida pelo SF-MPQ e pela EVA

HA3d: Existe uma associação entre a perceção de dor de parto da mulher, medida pelo SF-MPQ e pela EVA, e a ECS ($p < .05$)

Análise estatística: Será efectuado o teste ANOVA de uma via (teste de Kruskal Wallis se não houver distribuição normal) entre a ECS como variável dependente e as pontuações na perceção da dor como variável independente. A idade materna, a educação, a paridade e o estado civil serão considerados como possíveis covariáveis na análise, e a significância das associações será avaliada a um nível de confiança de 95%.

Questão de investigação #3e: Existe uma associação entre o ECS e o apoio social percebido, medido pelo MSPSS?

H03e: Não existe associação entre a ECS e o apoio social percebido, medido pelo MSPSS

HA3e: Existe uma associação entre a ECS e o apoio social percebido, medido pelo MSPSS

Análise estatística: Será efectuado um teste ANOVA de uma via (teste de Kruskal Wallis se não houver distribuição normal) entre a ECS como variável dependente e as pontuações do MSPSS como variável independente. A idade materna, a educação, a ocupação, o bairro, o tipo de instalação e o estado civil serão considerados como possíveis covariáveis na análise, e a significância das associações será avaliada a um nível de confiança de 95%.

Questão de investigação #3f: Existe uma associação entre a ECS e o estado de saúde emocional relacionado com a gravidez de uma mulher?

H03f: Não existe associação entre a ECS e o estado de saúde emocional relacionado com a gravidez de uma mulher

HA3f: Existe uma associação entre a ECS e a gravidez de uma mulher-estado de saúde emocional relacionado

Análise estatística: Será realizado um teste ANOVA de uma via (teste de Kruskal Wallis se não houver uma distribuição normal) entre a ECS como variável dependente e as pontuações de stress e depressão relacionados com a gravidez como variáveis independentes. A idade materna, a escolaridade, a paridade, a ocupação, o bairro, o tipo de estabelecimento e o estado civil serão considerados como possíveis covariáveis na análise, e a significância das associações será avaliada a um nível de confiança de 95%.

Questão de investigação #3g: Existe uma associação entre as SCE e os factores de conveniência social (facilidade de planeamento do dia do parto, hora do parto, licença de maternidade e horário de trabalho, duração do processo de parto e disponibilidade imediata dos serviços de parto)?

H03g: Não existe associação entre ECS e factores de conveniência social

HA: Existe uma associação entre a SCE e os factores de conveniência social

Análise estatística: O teste não-paramétrico do qui-quadrado será realizado entre ECS como variável dependente e nível de conveniência como variável independente. A ocupação materna, a educação, o estatuto socioeconómico, o tipo de instalação e o estado civil serão considerados como possíveis covariáveis na análise, e a significância das associações será avaliada a um nível de confiança de 95%.

Questão de investigação n.º 4: O parto por cesariana electiva é previsto por um conjunto de factores psicossociais entre as mulheres que frequentam os serviços pré-natais em Nairobi num modelo logístico múltiplo?

H04: As medidas psicossociais não prevêem a incidência de SCE entre as mulheres grávidas em Nairobi

HA4: As medidas psicossociais predizem a incidência de SCE entre as mulheres grávidas em Nairobi.

Análise estatística: Uma série de regressão logística binária será realizada com pontuações psicométricas de um preditor de cada vez contra a variável de resultado (MoD), estimando a direção e a força da associação por odds ratios (OR) com intervalos de confiança de 95% (IC) e retendo apenas aqueles com $p < .25$ para modelagem de regressão logística múltipla. Todos os factores que são psicossocialmente plausíveis e aqueles com pelo menos significância limítrofe ($p < .1$) serão ajustados no modelo logístico multinomial para determinar o efeito de cada fator independentemente na escolha do MoD, tendo em conta as covariáveis (tais como idade materna, ocupação, nível de educação, estatuto socioeconómico ou classe social). A análise de regressão logística múltipla será utilizada para desenvolver um modelo e para testar os factores determinantes significativos da ECS.

Ameaças à validade

Uma possível ameaça à validade inerente a esta conceção de coorte são as potenciais perdas de seguimento e a generalização limitada, dada a configuração institucional. Uma outra ameaça potencial é a classificação incorrecta da exposição, que pode resultar em viés de medição, ou seja, a classificação de alguns participantes em grupos errados (VB, CS) no início do estudo, ou o facto de os participantes alterarem a sua escolha durante o período de acompanhamento à medida que a data do parto se aproxima.

Foram tomadas medidas para minimizar o viés de perda de seguimento, através da revisão dos registos obstétricos nas unidades de saúde, de rastreios telefónicos e da aplicação de um protocolo com a administração do hospital para localizar as participantes quando estas se dirigiam aos hospitais para a consulta pós-natal das 6th semanas. A ameaça de classificação incorrecta foi reduzida através do registo do MoD real na entrevista pós-natal e da verificação de qualquer mudança de intenção.

Considerações éticas

A proposta e o protocolo de investigação foram submetidos a uma análise ética pelo Comité de Análise Institucional (IRB) da Universidade e pelo Comité de Análise Ética (ERC) do Kenyatta National Hospital/Universidade de Nairobi, bem como pelo Comité de Análise Ética do Pumwani Maternity Hospital, no Quénia, a fim de cumprir os princípios éticos da universidade e os regulamentos governamentais do Quénia. A investigação foi apresentada para análise e obteve autorização do IRB, uma vez que envolve mulheres grávidas como participantes e aborda uma área sensível (Manual APA, 2010, pp. 6176) de saúde reprodutiva e de importância para a saúde pública, a cesariana electiva.

As preocupações éticas no estudo ECS centraram-se nas formas de 1) proteger as mulheres grávidas da pressão para participarem, de quaisquer riscos para a segurança e a privacidade e das informações recolhidas; 2) estratégia de amostragem com critérios claros de inclusão e exclusão; 3) obtenção de autorização para utilizar instrumentos protegidos por direitos de autor ou publicados para o estudo.

A aprovação da proposta foi efectuada antes da recolha de dados, incluindo um pré-teste numa amostra da população, precedida de: 1) obtenção da aprovação do IRB para os métodos, instrumentos e protocolos de investigação, 2) obtenção de autorização dos detentores dos direitos de autor ou confirmação de que o instrumento é do domínio público para utilização e/ou reprodução, 3) definição de critérios de recrutamento claros e exclusão de menores (<18 anos) através de rastreio da idade e de outras pessoas não elegíveis. Foi colocado um convite para participar na investigação nos quadros de avisos das respectivas clínicas de estudo, especificando estes critérios, e os potenciais participantes foram selecionados (utilizando um formulário de seleção) para identificar os que satisfaziam os critérios.

Os objectivos e o protocolo/procedimentos do estudo foram esclarecidos às mulheres e o seu consentimento informado foi obtido antes da entrevista. As participantes foram informadas do seu direito de escolher livremente se queriam ou não participar no estudo, sublinhando o facto de que a sua recusa ou participação não afectaria o seu acesso regular à educação para a saúde, aos cuidados de saúde ou a quaisquer outros serviços hospitalares. Os participantes foram também informados do seu direito de se retirarem do estudo em qualquer altura, se assim o desejassem. Foi mantida a confidencialidade de todas as informações dos participantes e as informações recolhidas não foram utilizadas para nenhum outro fim que não fosse o objetivo do estudo. Para garantir a segurança dos dados, a página de rosto dos registos do entrevistador e do entrevistado foi arrancada após a introdução dos dados; foram utilizados números de série para ocultar quaisquer informações/detalhes de perfis pessoais; os questionários foram guardados apenas durante o tempo necessário num cofre fechado na minha sala de estudo, e os dados foram guardados num PC protegido por palavra-passe, com palavra-passe autorizada apenas para o investigador, garantindo a cópia de segurança dos dados em USB e CD encriptados. Não houve divulgação de informações pessoais e os assistentes de investigação assinaram um formulário de acordo de confidencialidade, declarando não divulgar tais informações. O investigador também assinou um acordo de utilização de dados com as autoridades hospitalares, especificando o tipo de registos extraídos e que a informação recolhida não seria utilizada para qualquer outro fim que não os objectivos da investigação.

Resumo

Neste capítulo, é discutido o método de investigação quantitativa utilizado no estudo. A coorte prospetiva de 1359 (a dimensão da amostra foi de 1400) mulheres grávidas em duas maternidades selecionadas em Nairobi foi entrevistada utilizando 10 instrumentos validados que medem vários factores psicossociais e foi acompanhada para determinar o seu DMO efetivo. É apresentada uma justificação para a escolha da conceção e dos diferentes instrumentos de estudo a utilizar na medição das variáveis psicossociais. São também apresentados os planos de recolha e análise de dados utilizados, incluindo os testes estatísticos efectuados para cada questão de investigação.

Capítulo 4

Resultados

O objetivo do presente estudo foi examinar quantitativamente em que medida e quais os factores psicossociais que determinam a escolha do MdD por parte das mulheres, com especial referência às cesarianas electivas, em duas instalações obstétricas selecionadas em Nairobi, no Quénia. Foram testadas uma hipótese exploratória e três hipóteses direcionais utilizando uma variedade de técnicas estatísticas. Este capítulo apresenta os resultados destas análises e fornece também uma descrição dos participantes incluídos na amostra deste estudo.

Dados demográficos da amostra

Durante um período de cinco meses, entre maio e setembro de 2014, um total de 1652 mulheres grávidas deram o seu consentimento informado para participar no estudo. Das 1652 que foram selecionadas, 293 mulheres não cumpriram os critérios de inclusão e foram excluídas do estudo. Ainda assim, das 1.359 participantes elegíveis, 1.268 (93%) preencheram e devolveram os questionários com sucesso. Noventa e uma (6,7%) das participantes elegíveis que tinham inicialmente indicado a sua vontade de participar no estudo desistiram nas diferentes fases da entrevista depois de não terem devolvido o questionário ou de terem devolvido questionários incompletos indicando não se sentirem bem, a extensão do instrumento e a falta de tempo suficiente para a entrevista. A Figura 2 apresenta o processo de seleção dos participantes no estudo.

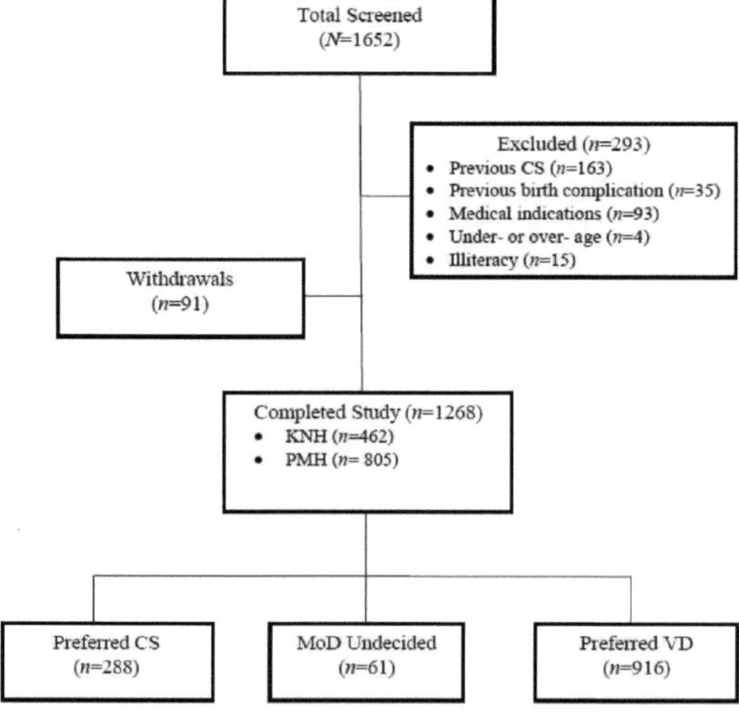

Figura 2. Fluxograma que mostra o processo de triagem e seleção dos participantes.

A maioria (62,8%) dos inquiridos tinha entre 26 e 35 anos, com uma média de idade de 28 anos. A maioria dos inquiridos era casada (87%) e professava a fé cristã (97%). A maioria tinha o ensino secundário (46,3%), enquanto 24% tinham concluído o ensino universitário. No total, os inquiridos tinham uma média de 12 anos de escolaridade.

Relativamente à etnia, a maioria indicou pertencer aos principais grupos étnicos, ou seja, Kikuyu (47,3%), Kamba (15,1%), Luo (12,1%) e Luhya (11,0%). Os restantes pertenciam aos grupos étnicos minoritários. As caraterísticas demográficas da amostra do estudo reflectiam a diversidade da demografia sociocultural do Condado de Nairobi (CBS, 2009). A Tabela 1 resume as caraterísticas demográficas da amostra do estudo.

Quadro 1

Caraterísticas sociodemográficas da amostra do estudo

KNH (*n* = 462)			PMH (*n* = 805)		Total (*N* = 1268)	
Caraterística	*n*	%	*n*	%	*n*	%
Faixa etária:						
18-25 anos	144	31.2	254	31.6	398	31.4
26-35 anos	271	58.7	524	65.1	796	62.8
36-45 anos	47	10.2	27	3.4	74	5.8
Idade média da mãe (anos)	28.6	±4.9		±4.3	27.6	±4.3
Nível de instrução (*n* = 1266):						
Ensino primário	43	9.3	227	28.3	271	21.4
Ensino secundário	159	34.4	427	53.2	586	46.3
Técnico/politécnico	57	12.3	50	6.2	107	8.5
Universidade/faculdade	203	43.9	99	12.3	302	23.9
Média de anos de escolaridade	13.6	±2.6			12.3	±2.8
Estado civil (*n* = 1264):						
Casado	406	87.9	697	87.0	1104	87.3
Solteiro(a)	49	10.6	94	11.7	143	11.3

Separado/divorciado	6	1.3	6	.7	12	.9
Viúva	1	.2	4	.5	5	.4
Religião/Fé ($n = 1265$):						
cristão	453	98.1	773	96.4	1227	97.0
Muçulmano	9	1.9	28	3.5	37	2.9
Hindu	0	0.0	1	.1	1	.1
Profissão ($n = 1264$):						
Nenhum	98	21.2	386	48.1	485	38.4
Emprego informal	33	7.1	64	8.0	97	7.7
Trabalho por conta própria	206	44.6	273	34.0	479	37.9
Emprego formal	124	26.8	79	9.9	203	16.1
Etnia:						
Kikuyu	248	53.7	352	43.7	600	47.3
Luhya	51	11.0	89	11.1	140	11.0
Luo	46	10.0	108	13.4	154	12.1
Kamba	49	10.6	142	17.6	192	15.1
Kisii	25	5.4	16	2.0	41	3.2
Kalenjin	7	1.5	10	1.2	17	1.3
Meru	12	2.6	17	2.1	29	2.3

Maasai	1	.2	2	.2	3	.2
Mijikenda	2	.4	6	.7	8	.6
Somali	0	0.0	7	.9	7	.6
Outros	12	2.6	13	1.6	25	2.0
Não respondeu	9	1.9	43	5.3	52	4.1

Exemplo de perfil obstétrico

Cerca de 19% das participantes no estudo estavam na sua primeira gravidez e apenas 1,3% procuraram os serviços de parto na ala privada do KNH. A maioria (59,2%) das participantes era primípara na altura da entrevista e cerca de 15% eram à espera do primeiro filho vivo. A idade média da primeira gravidez foi de 22,3 anos (DP = ±3,6) com base nas recordações das participantes. A maioria das mulheres teve a sua primeira consulta pré-natal no quarto mês de gestação (média de 4,0±1,5 meses) e a maioria controlou a sua gravidez regularmente (91,8%) a partir daí e frequentou regularmente as aulas mensais da clínica pré-natal (72,1%).

Quadro 2

Perfil obstétrico da amostra do estudo (N = 1268)

	KNH (*n* = 462)		PMH (*n* = 805)		Total (*N* = 1268)	
Caraterística	*n*	%	*n*	%	*n*	%
Tipo de serviços oferecidos (*n* = 1248):						
Público	447	96.8	784	99.9	1232	98.7
Privado	15	3.2	1	.1	16	1.3
Gravida (*n* = 1268):						
Primigesta (Gravida I)	146	31.6	96	11.9	242	19.1
Multigravida (Gravida>1)	316	68.4	709	88.1	1026	80.9
Paridade (*n* = 1264):						

Nullipara (0 nados-vivos)	117	25.4	78	9.7	195	15.4
Primípara (1 nado vivo)	201	43.6	547	68.2	748	59.2
Para II (2 nados-vivos)	113	24.5	130	16.2	244	19.3
Para III (3 nados-vivos)	23	5.0	37	4.6	60	4.7
Para IV (4 nados-vivos)	3	.7	8	1.0	11	.9
Para V (5 nados-vivos)	3	.7	2	.2	5	.4
Número médio de nados-vivos	1.2	±0.9	1.2	±0.7	1.2	±0.8
Idade média da primeira gravidez	23.9	±3.9	21.4	±3.0	22.3	±3.6
Tempo médio (meses) da primeira visita	4.0	±1.5	4.0	±1.4	4.0	±1.5
Controlo regular da gravidez (n = 1267):	415	89.8	748	92.9	1163	91.8
Frequentar regularmente as aulas de ANC:	378	81.8	535	66.5	913	72.1
Preferido MdD (n = 1265):						
Parto vaginal	351	76.1	565	70.3	916	72.4
Cesariana	76	16.5	212	26.4	288	22.8
Indecisos	34	7.4	27	3.4	61	4.8

Quando questionadas se tivessem uma gravidez sem complicações e pudessem optar por marcar uma cesariana ou esperar por um parto vaginal espontâneo, 72,4% responderam que escolheriam o parto vaginal (VD), 22,8% selecionaram a cesariana (CS) e outros 4,8% estavam indecisos. O resumo do perfil obstétrico das participantes é apresentado na Tabela 2.

As razões mais apontadas pelas mulheres que selecionaram o DV foram a segurança para a mãe e para a criança (29,8%), o facto de ser a norma cultural (28,9%) ou de estar associado a uma recuperação rápida após o parto (28,4%). Como se pode ver na Tabela 3, o grupo que optou pelo SC, por outro lado, referiu como razões para a sua preferência a segurança para a mãe e para a criança (60,8%), a prevenção da dor (13,2%), a conveniência do planeamento (7,3%) e o medo do parto (5,6%).

Quadro 3

Razões para preferir o MdD (N = 1263)

	VD (*n* = 917)		CS (*n* = 288)		Indecisos (*n* = 58)		Total (*N* = 1263)	
Caraterística	*n*	%	*n*	%	*n*	%	*n*	%
Razões para preferir o MoD É a norma/estilo	265	28.9	13	4.5	5	8.6	283	22.4
Segurança da mãe/criança	273	29.8	175	60.8	14	24.1	462	36.6
Evitar a dor	13	1.4	38	13.2	6	10.3	57	4.5
Medo do parto	1	.1	16	5.6	11	19.0	28	2.2
Manter a função sexual	2	.2	10	3.5	1	1.7	13	1.0
Conveniência no planeamento	60	6.5	21	7.3	1	1.7	82	6.5
Custo de entrega	12	1.3	1	.3	4	6.9	17	1.3
Rápida recuperação pós-parto	260	28.4	4	1.4	8	13.8	272	21.5
Influência dos pares	4	.4	2	.7	1	1.7	7	.6
Preferência do cônjuge	10	1.1	5	1.7	6	10.3	21	1.7
Sem razão aparente	17	1.9	3	1.0	1	1.7	21	1.7

Taxas de incidência de SC

Hipótese 1

A primeira hipótese procurava testar se a taxa de incidência ou prevalência de partos por cesariana (incluindo cesarianas electivas) nos dois serviços de obstetrícia de Nairobi satisfazia ou não a recomendação das Nações Unidas e do Instituto Nacional de Saúde de 15% ou menos. Para testar esta hipótese, foi determinada a distribuição da frequência (percentagem) dos casos de cesariana no estudo, seguida do teste binomial para determinar se a taxa é inferior a 15%.

Quadro 4

A prevalência de partos cesarianos nos dois hospitais - KNH e PMH

Caraterística	*N*	*n*	%
Prevalência de SC			
Hospital Nacional Kenyatta (KNH)	441	121	27.4
Hospital Maternidade de Pumwani (PMH)	771	73	9.5
Total	1212	194	16.0

Quadro 5

Análise binomial para as taxas de SC nos dois hospitais - KNH e PMH

		Categoria	*N*	Prop. observada	Suporte de teste.	Sig. exato (unicaudal)
	Grupo 1	CS	121	.27	.15	.000[a]
KNH	Grupo 2	VB	320	.73		
	Total		441	1.00		
	Grupo 1	CS	73	.09	.15	.000[a]
PMH	Grupo 2	VB	698	.91		
	Total		771	1.00		
	Grupo 1	CS	194	.16	.15	.176[a]

Em geral	Grupo 2	VB	1018	.84
	Total		1212	1.00

a A hipótese alternativa afirma que a proporção de casos no primeiro grupo < .15

Como mostra a Tabela 4, a prevalência geral de SC foi de 16,0% nos dois hospitais; 27,4% no KNH e 9,5% no PMH. Com base no teste binomial, as taxas globais de SC não foram estatisticamente superiores aos 15% recomendados; na verdade, foram inferiores a 15% no HPM (p <0,001). No entanto, as taxas de SC foram significativamente mais elevadas (Tabela 5) do que os 15,0% recomendados (p < 0,001) em KNH.

Com base nos registos hospitalares dos tipos de nascimentos durante o período de 5 meses de maio-setembro, e utilizando a fórmula:

$$Incidence_{Rate} = \frac{number.of.newcases}{\frac{1}{2}(Population_1 + Population_2)} X(person.times)$$

A taxa de incidência total de cesarianas nos dois hospitais foi de 8,3% por mês ou 83 cesarianas por 1000 partos por mês. A Tabela 6 mostra os registos de partos dos dois hospitais no período de maio a setembro de 2014.

Quadro 6

Taxa de Incidência de SC a partir dos Registos Obstétricos em KNH e PMH

Instalações	Indicador	Mês (2014)				
		maio	junho	julho	agosto	setembro
KNH (ala pública)	Total registado	2172	2424	2625	2106	2015
	Total de entregas	1175	1103	1250	1265	1019
	Entregas CS	742	407	449	423	367
KNH (ala privada)	Total de entregas	86	106	76	75	76
	Entregas CS	45	68	46	37	43
PMH	Total registado	2117	2073	2061	2103	2066

	Total de entregas	1880	1959	1844	1885	1758
	Entregas CS	463	490	471	467	431
Total	Total registado	4289	4497	4686	4209	4081
	Total de entregas	3141	3168	3170	3225	2853
	Entregas CS	1250	965	966	927	841

Nota. Resumo dos registos obstétricos acedidos a 8 de outubro de 2014 nos Departamentos de Informação de Saúde, KNH e PMH durante o período do estudo.

Analisadas por estabelecimento, as taxas de incidência de SC são de 6,4% (64 SC/1000 partos/mês), 10,9% (109 CS/1000 partos/mês) e 14,8% (148 CS/1000 partos/mês) para o PMH, KNH (ala pública) e KNH (ala privada), respetivamente.

Taxas de incidência de ECS

Hipótese 2

A segunda hipótese procurava testar se a prevalência de partos por cesariana electiva nas duas instalações obstétricas de Nairobi era inferior ou igual a 5%. Para testar esta hipótese, foi efectuada a distribuição da frequência (percentagem) dos casos de cesariana electiva no estudo, seguida de um teste binomial para determinar se a taxa é inferior ou igual a 5%. A prevalência global de CEC foi de 6,4% nos dois hospitais; 8,2% no KNH e 5,3% no PMH. A Tabela 7 mostra a prevalência de SCE por maternidade. As taxas globais de SCE foram significativamente mais elevadas do que os 5,0% postulados (p = 0,021), e separadamente mais elevadas no KNH (p = 0,021), mas semelhantes no PMH. Os resultados do teste binomial para ECS são apresentados na Tabela 8.

Quadro 7

Prevalência de partos ECS nos dois hospitais - KNH e PMH

Caraterística	*N*	*n*	%
Prevalência de ECS			
Hospital Nacional Kenyatta (KNH)	441	36	8.2
Hospital Maternidade de Pumwani (PMH)	771	41	5.3
Total	1212	77	6.4

Quadro 8

Análise Binomial para Taxas de ECS <5% nos Dois Hospitais - KNH e PMH

	Categoria	*N*	Prop. observada	Suporte de teste.	Sig. exato (1tailed)
	ECS	36	.08	.05	.003 a
KNH	NECS	405	.92		
	Total	441	1.00		
	ECS	41	.05	.05	.365 a
PMH	NECS	730	.95		
	Total	771	1.00		
	ECS	77	.06	.05	.021 a
Em geral	NECS	1136	.94		
	Total	1213	1.00		

Análise não paramétrica de variância

Hipótese 3

A hipótese 3 procurou testar os principais factores psicossociais associados aos partos com CEC nos dois hospitais selecionados em Nairobi a partir de um conjunto de factores. *A hipótese 3a* previa que os participantes que relataram traços de personalidade mais fortes, medidos por pontuações mais elevadas na ACS-30, CBSEI-C32 e RSE, relatariam uma maior prevalência de ECS do que as mulheres que reportaram pontuações mais baixas. Foi efectuado um teste de Kruskal-Wallis para comparar a mediana ou a média das classificações entre os diferentes MdD, uma vez que a distribuição das pontuações para as três escalas não cumpriu o teste de normalidade.

Os resultados do teste de Kruskal-Wallis mostraram uma diferença estatisticamente significativa no traço de personalidade, medido pela pontuação ACS-30, entre as três modalidades de parto, %2(2, 1207) = 14,113, $p = 0{,}001$, com uma pontuação média ACS de 748,07 para cesariana electiva (ECS), 587,88 para cesariana não electiva (NECS) e 594,90 para parto vaginal (VD). A Tabela 9 mostra os resultados do teste de Kruskal-Wallis para os grupos ECS, NECS e VB. Para determinar os dois grupos com distribuições significativas da pontuação ACS-30, foi efectuada uma análise post-hoc de pares utilizando o teste de Mann-Whitney.

Quadro 9

Teste de Kruskal-Wallis para medidas de traço de personalidade entre grupos de MoD

Classificações				**Estatísticas de teste[a,b]**		
	Mini stério da Defesa	*N*	Classificação média	x^2	*df*	*P*
	VD	1014	594.90	14.113	2	.001
Autonomia Conexão	NECS	116	587.88			
Escala	ECS	77	748.07			
	Total	1207				
	VD	1015	599.67	3.184	2	.204
Autoestima Rosenberg	NECS	116	601.33			
Escala	ECS	77	672.97			
	Total	1208				
	VD	1134	601.30	1.695	2	.429
Auto-eficácia no parto	NECS		645.87			
Inventário	ECS	77	608.12			
	Total	1211				

Nota. a. Teste de Kruskal-Wallis
Nota. b. Variável de agrupamento: MdD

A distribuição dos escores diferiu significativamente entre os grupos ECS e VD, com escores medianos de ACS-30 de 93,0 e 91,0, respetivamente, $U = 29133,0$ (77, 1019), Z = -3,719, $p < 0,001$ e entre ECS e NECS, que teve um escore mediano de ACS-30 de 90,0, $U = 3278,5$ (77, 116), Z = -3,127, $p = 0,002$. Os outros dois factores dependentes RSE e CBSEI-C32 não mostraram, no entanto, qualquer diferença entre as modalidades de ensino ($p > 0,05$). Os resultados do teste de Mann-Whitney são apresentados na Tabela 10.

Quadro 10

Teste de Mann-Whitney para as pontuações ACS entre os grupos ECS e VD

	Classificações			**Estatísticas de teste"**		
	Ministério da Defesa	*N*	Classificação média	*U*	*Z*	*P*
	VD	1014	536.23	29133.00	-3.719	.000
	ECS	77	674.65			
	Total	1091				
	VD	1014	566.17	58129.00	-.205	.837
Autonomia Escala de conetividade	NECS	116	559.61			
	Total	1130				
	NECS	116	86.76	3278.50	-3.127	.002
	ECS	77	112.42			
	Total	193				

Nota. a. Variável de agrupamento: MdD

A hipótese 3b prevê que a função sexual da mulher, medida pela Body Image Self-Consciousness Scale (BISCS) e pelo Female Sexual Functioning Index (FSFI), está associada à prevalência de SCE. Foi efectuado um teste de Kruskal-Wallis para comparar a mediana ou a média das classificações entre os diferentes MdD, uma vez que a distribuição das pontuações para as duas escalas não cumpriu o teste de normalidade.

Os resultados do teste de Kruskal-Wallis não mostraram uma diferença estatisticamente significativa na distribuição das pontuações da BISCS ($p = 0,077$) e do FSFI ($p = 0,585$) entre os três grupos de DV, NECS e ECS. A partir do teste de Mann-Whitney da distribuição das pontuações da BISCS e da FSFI entre a ECS e outros MdD, a distribuição da FSFI é a mesma entre as categorias de parto ECS e outros MdD - eletivo ou não ($p = .77$) e o mesmo acontece com a distribuição da BISCS entre as categorias de modos de parto ($p = .958$); por conseguinte, não existe

associação entre a função sexual da mulher, medida pela BISCS e pela FSFI, e a ECS. Os resultados do teste de Kruskal-Wallis e do teste de Mann-Whitney para a BISCS e a FSFI são apresentados em
Quadro 11 e Quadro 12, respetivamente.

Quadro 11

Teste de Kruskal-Wallis para classificações médias da função sexual entre grupos de MoD

Classificações				**Estatísticas de teste**[a,b]		
	Ministério da Defesa	*N*	Classificação média	X^2	*df*	*P*
Imagem corporal Auto Escala de Consciência	VD	1018	614.08	5.140	2	.077
	NECS	116	536.43			
	ECS	77	603.99			
	Total	1211				
Função sexual feminina Índice	VD	1004	594.76	1.073	2	.585
	NECS	116	628.53			
	ECS	77	609.77			
	Total	1197				

Nota. a. Teste de Kruskal-Wallis
Nota. b. Variável de agrupamento: MdD

Quadro 12

Teste Mann-Whitney para as pontuações BISCS e FSFI entre o ECS e outros MdD

	Classificações			**Estatísticas de teste"**		
	Ministério da Defesa	*N*	Classificação média	*U*	*Z*	*P*
Imagem corporal Auto Escala de Consciência	ECS	77	603.99	43504.00	-.052	.958

	Outros modos	1134	606.14			
	Total	1211				
Função sexual feminina Índice	ECS	77	609.77	42290.50	-.283	.777
	Outros modos	1120	598.26			
	Total	1197				

Nota. a. Variável de agrupamento: MdD

A hipótese 3c previa que o medo que a mulher tem do parto, medido pela Wijma Delivery Expectancy-Experience Scale (W-DEQ), está associado à incidência de SCE. Foi efectuado um teste de Kruskal-Wallis para comparar as classificações medianas ou médias entre as diferentes modalidades de parto, seguido do teste de Mann-Whiney para comparar se existe diferença entre a SCE e qualquer uma das categorias de modalidade de parto.

Os resultados do teste de Kruskal-Wallis mostraram uma diferença estatisticamente significativa no medo do parto, medido pela pontuação W-DEQ, entre as três modalidades de parto, x2(2, N = 1211) = 7,555, p = 0,023 , com uma pontuação W-DEQ média de 711,12 para a cesariana electiva (CEC), 588,04 para a cesariana não electiva (CNEC) e 600,10 para o parto vaginal (DV). Os resultados do teste de Mann-Whitney mostraram que a distribuição das pontuações do W-DEQ diferia significativamente entre os grupos ECS e VD, com valores médios de 642,11 e 540,88, respetivamente, U = 31946,5 (77, 1018), Z = -2,709, $p <$ *0*,007. Os resultados dos testes de Kruskal-Wallis e Mann-Whitney para o W-DEQ nas categorias de MoD são apresentados na Tabela 13 e na Tabela 14, respetivamente.

Quadro 13

Teste de Kruskal-Wallis para classificações médias das pontuações do W-DEQ entre grupos de MoD

	Classificações			**Estatísticas de teste[a,b]**		
	Ministério da Defesa	*N*	Classificação média	x^2	df	*P*
Entrega Wijma Expectativa-Experiência Questionário	VD	1018	600.10	7.555	2	.023
	NECS	116	588.04			
	ECS	77	711.12			

	Total	1211				

Nota. a. Teste de Kruskal-Wallis
Nota. b. Variável de agrupamento: MdD

Quadro 14
Teste de Mann-Whitney para a distribuição das pontuações do W-DEQ entre o ECS e os outros MdD

Classificações				**Estatísticas de teste**[a]		
	Ministério da Defesa	N	Classificação média	*U*	*Z*	*P*
	ECS	77	642.11	31946.50	-2.709	.007
	VD	1018	540.88			
	Total	1095				
	ECS	77	108.01	3618.50	-2.231	.026
Entrega Wijma Expectativa-Experiência Questionário	NECS	116	89.69			
	Total	193				
	NECS	116	556.85	57808.50	-.370	.712
	VD	1018	568.71			
	Total	1134				

Nota. a. Variável de agrupamento: MoD

Do mesmo modo, a distribuição das pontuações do W-DEQ diferiu significativamente entre os grupos ECS e NECS, com valores médios de 108,01 e 89,69, respetivamente, *U* = 3618,5 (77,

116), Z = -2,231, $p < 0,026$. Existe, portanto, uma associação entre a ECS e o medo de parto de uma mulher, medido pelo W-DEQ.

A hipótese 3d testou se a perceção da dor de parto pela mulher, medida pela forma curta modificada do Questionário de Dor McGill (SF-MGP) e pela Escala Visual Analógica (EVA), está ou não associada à incidência de SCE. Foi efectuado um teste de Kruskal-Wallis para comparar as medianas ou médias das pontuações do SF-MPQ e da EVA entre as diferentes modalidades de parto.

Conforme apresentado na Tabela 15, os resultados do teste de Kruskal-Wallis não mostraram uma diferença estatisticamente significativa na distribuição dos escores do SF-MPQ (p = 0,136) e

Pontuações VAS (p = .219) entre os três grupos de VD, NECS e ECS.

Quadro 15

Teste de Kruskal-Wallis para as pontuações da perceção de dor no trabalho entre os grupos de MoD

	Classificações			Estatísticas de teste",'[1]		
	Ministério da Defesa	*N*	Classificação média	2 X	*df*	P
Forma abreviada de McGill Questionário de dor	VD	1015	606.98	3.994	2	.136
	NECS	115	549.61			
	ECS	77	645.96			
	Total	1207				
Escala Visual Analógica	VD	1018	599.70	3.034	2	.219
	NECS	116	619.94			
	ECS	77	668.29			
	Total	1211				

Nota. a. Teste de Kruskal-Wallis

Nota. b. Variável de agrupamento: MdD

A distribuição do SF-MPQ e da EVA é a mesma em todas as categorias de MdD; por conseguinte, não existe uma associação significativa entre a perceção da dor de parto das mulheres, medida pelo SF-MPQ e pela EVA, e a ECS. Os resultados do teste de Kruskal-Wallis para o SF-MPQ e a EVA são apresentados na Tabela 15.

A hipótese 3e testou se o apoio social percebido por uma mulher, medido pela Escala Multidimensional de Apoio Social Percebido (MSPSS), está ou não associado à incidência de SCE.

Foi efectuado um teste de Kruskal-Wallis para comparar as classificações medianas ou médias das pontuações da MSPSS entre as diferentes modalidades de parto.

Os resultados do teste de Kruskal-Wallis não revelaram uma diferença estatisticamente significativa na distribuição das pontuações da MSPSS (p = *0*,058) entre os três grupos de VD, NECS e ECS. No entanto, quando se considera a fonte de apoio social, as medianas do apoio social percebido dos amigos [PSS-Fri] (p = *0*,006) e do apoio social percebido da família [PSS-Fam] (p = 0,029) foram significativamente diferentes entre os grupos de MdD. Os resultados do teste de Kruskal-Wallis e do teste da mediana para a MSPSS e para os diferentes tipos de apoio social percebido são apresentados na Tabela 16.

Os resultados do teste de Mann-Whitney mostraram que a distribuição das pontuações PSS-Fri diferiu significativamente entre os grupos ECS e VD, com classificações médias de 447,70 e 555,59, respetivamente, U = 31470,0 (77, 1018), Z = -2,897, p = 0,004. O teste de Mann-Whitney também mostrou uma diferença significativa na distribuição das pontuações do MSPSS entre os grupos ECS e VD, com classificações médias de 468,01 e 554,05, respetivamente, U = 33033,5 (77, 1018), Z = -2,304, p <*0*,021. Os resultados do teste de Mann-Whitney para MSPSS, PSS-Fri e PSS-Fam são apresentados na Tabela 17.

Quadro 16

Testes de Kruskal-Wallis e de mediana para a perceção de apoio social entre os grupos de MoD

Classificações				**Estatísticas de teste**			
	Ministério da Defesa	*N*	Mediana	Classificação média	X^2	*df*	*P*
Apoio social percebido da família (PSS-Fam)	Vaginal	1018	23.0	615.41	5.**133b**	2	.077
	NECS	116	22.0	570.39	7.083[c]	2	.029
	ECS	77	22.0	535.19			
	Total	1211	23.0				
Apoio social percebido dos amigos (PSS-Fri)	Vaginal	1018	22.0	618.45	9.**982b**	2	.007
	NECS	116	22.0	567.95	10.394[c]	2	.006
	ECS	77	20.0	498.69			
	Total	1211	22.0				
Apoio social percebido dos outros significativos (PSS-SO)	Vaginal	1018	24.0	607.44	1.**717b**	2	.424
	NECS	116	24.0	624.31	2.246[c]	2	.325
	ECS	77	23.0	559.42			
	Total	1211	24.0				
Escala multidimensional de apoio social percebido	Vaginal	1018	69.0	614.56	5.**702b**	2	.058

NECS	116	68.0	588.84	4.741[c]	2	.093
ECS	77	64.0	518.64			
Total	1211	69.0				

Nota. a. Variável de agrupamento: MdD
Nota. b. Teste de Kruskal-Wallis
Nota. c. Teste da mediana

Quadro 17

Teste de Mann-Whitney para as pontuações de Apoio Social Percebido entre ECS e VD Grupos

	Classificações			**Estatísticas de teste"**		
	Ministério da Defesa	*N* M<	ean Rank	*U*	*Z*	*P*
Apoio social percebido da família (PSS-Fam)	Vaginal	1018	553.07	34036.00	-1.934	.053
	ECS	77	481.03			
	Total	1095				
Apoio social percebido dos amigos (PSS-Fri)	Vaginal	1018	555.59	31470.00	-2.897	.004
	ECS	77	447.70			
	Total	1095				
Escala multidimensional de apoio social percebido	Vaginal	1018	554.05	33033.50	-2.304	.021
	ECS	77	468.01			
	Total	1095				

Nota. a. Variável de agrupamento: MdD

Hipótese 3f

A hipótese 3f testou se o estado de saúde emocional da mulher (stress relacionado com a gravidez, depressão e ansiedade), medido através da Medida de Intensidade dos Afectos (AIM), da Escala de Depressão Pós-Natal de Edimburgo (EPDS) e do Inventário de Traços do Estado para Adultos (STAI-Y), está ou não associado à incidência de SCE.

Os resultados do teste de Kruskal-Wallis mostraram uma diferença significativa na distribuição das pontuações do STAIY (p <.001) entre os três grupos de VD, NECS e ECS, tanto para a escala de ansiedade S (p <.001) como para a escala de ansiedade T (*p* = .009). No entanto, a distribuição das pontuações foi a mesma entre as categorias de MdD para AIM (*p* = .425) e EPDS (*p* = .902).Os resultados do teste Kruskal-Wallis para AIM, EPDS e STAIY entre os diferentes grupos de MdD são apresentados na Tabela 18.

Quadro 18

Teste Kruskal-Wallis para medidas de saúde emocional entre grupos de MoD

	Classificações			**Estatísticas de teste**[a,b]		
	Ministério da Defesa	*N*	Classificação média	X^2	*df*	*P*
Medida da intensidade dos afectos (AIM) do stress na gravidez	VD	1015	598.19	1.71	2	.425
	NECS	115	622.05			
	ECS	76	646.31			
	Total	1206				
Pós-natal de Edimburgo Escala de Depressão (EPDS)	VD	1018	606.57	.206	2	.902
	NECS	116	592.06			
	ECS	76	611.72			
	Total	1210				
Escala de Ansiedade de Estado para Adultos (escala S-anxiety)	VD	1012	585.02	15.28	2	.000
	NECS	115	695.04			
	ECS	76	687.38			
	Total	1203				
Escala de Ansiedade Traço para Adultos (escala de ansiedade T)	VD	1013	589.29	9.36	2	.009
	NECS	115	679.81			

	ECS	76	661.58			
	Total	1204				
Escala de Ansiedade Traço-Estado para Adultos (STAIY)	VD	1013	584.98	16.46	2	.000
	NECS	115	705.32			
	ECS	76	680.50			
	Total	1204				

Nota. a. Teste de Kruskal-Wallis
Nota. b. Variável de agrupamento: MdD

Os resultados do teste de Mann-Whitney mostraram que a distribuição das pontuações do STAIY diferia significativamente entre os grupos ECS e VD, com classificações médias de 625,44 e 538,96, respetivamente, *U* = 32380,5 (76, 1013), Z = -2,312, *p* = *0*,021. O teste de Mann-Whitney mostrou especificamente uma diferença significativa na distribuição das pontuações da escala de ansiedade S entre os grupos ECS e VD, *U* = 31909,5 (76, 1013), Z = -2,480, *p* = *0*,013, mas não para o componente traço (escala T) da escala de ansiedade (*p* = 0,08). Os resultados do teste Mann-Whitney para o STAIY nas diferentes categorias de MoD são apresentados na Tabela 19.

Quadro 19

Teste de Mann-Whitney para a distribuição dos resultados de ansiedade entre os grupos ECS e VD

	Classificações			**Estatísticas de teste"**		
	Ministério da Defesa	*N*	Classificação média	*U*	*Z*	*P*
Escala de Ansiedade de Estado para Adultos (escala S-anxiety)	VD	1012	538.03	31909.50	-2.480	.013
	ECS	76	630.64			
	Total	1088				
Escala de Ansiedade Traço para Adultos (escala de ansiedade T)	VD	1013	540.44	33872.50	-1.749	.080
	ECS	76	605.81			
	Total	1089				

	VD	1013	538.96	32380.50	-2.312	.021
Escala de Ansiedade Traço-Estado para Adultos (STAIY)	ECS	76	625.44			
	Total	1089				

Nota. a. Variável de agrupamento: MdD

A hipótese 3g testou se os factores de conveniência social (facilidade de planeamento do dia do parto, hora do parto, licença de maternidade e horário de trabalho, duração do processo de parto e disponibilidade imediata dos serviços de parto), medidos pelo estado de saúde emocional da mulher (stress relacionado com a gravidez, depressão e ansiedade), medido pela Escala de Conveniência do Questionário de Satisfação com o Tratamento Medicamentoso (TSQM), estão ou não associados à incidência de SCE.

Os resultados do teste de Kruskal-Wallis (Tabela 20) não mostraram uma diferença estatisticamente significativa na distribuição das pontuações da escala de conveniência ($p = 0{,}774$) entre os três grupos de VD, NECS e ECS. Em pares, a distribuição dos escores do TSQM

é a mesma em todas as categorias de parto por cesariana electiva e noutros modos de parto - vaginal ($p = .826$) e não eletivo ($p = .496$), pelo que não há associação significativa entre a consideração de conveniência da mulher para os serviços de parto e o MdD.

Tabela 20

Teste de Kruskal-Wallis para as classificações médias das pontuações de conveniência entre os grupos de MdD

	Classificações			**Estatísticas de teste[a,b]**		
	Ministério da Defesa	*N*	Classificação média	X 2	*df*	*P*
	VD	1017	603.44	.513	2	.774
Serviços de entrega em escala de conveniência (TSQM)	NECS	116	625.87			
	ECS	76	594.01			
	Total	1209				
	VD	1017	547.57	.048	1	.826
Serviços de entrega de balanças de conveniência (TSQM)	ECS	76	539.36			

	Total	1093				
	NECS	116	98.70	.463	1	.496
Serviços de entrega de balanças de conveniência (TSQM)	ECS	76	93.14			
	Total	192				
	VD	1017	564.87	.424	1	.515
Serviços de entrega em escala de conveniência (TSQM)	NECS	116	585.67			
	Total	1133				

Nota. a. Teste de Kruskal-Wallis
Nota. b. Variável de agrupamento: MdD

Análise de regressão logística multinomial

Hipótese 4

A hipótese 4 testou se, quais e em que medida as medidas psicossociais prevêem ou não a incidência de SCE entre as mulheres grávidas em Nairobi.

Foi efectuada uma série de regressões logísticas binárias com pontuações psicométricas de um preditor de cada vez em relação à variável de resultado (MdD), verificando-se que a adição de ACS [x^2 (df = 1), p <.001], W-DEQ [x^2 (df=1), P = .008] e STAIY [$X2$ (df = 1), P = .020] reduziu significativamente a estatística -2 Log Likelihood (melhorando a qualidade do modelo) e adicionou significativamente ao modelo apenas interceção/constante (sem variáveis independentes). Um teste de Wald também constatou que o ACS (p < 0,001), o W-DEQ (P = 0,010) e o STAIY (P = 0,019) distinguiram significativamente entre o ECS e outras categorias de MoD. A previsão teve uma taxa de classificação exacta de 93,6%. No entanto, os outros factores psicossociais não contribuíram significativamente para o modelo binário (p > 0,05). Os resultados das análises de regressões logísticas binárias múltiplas são apresentados na Tabela 21.

Quadro 21

Testes de regressão logística binária múltipla para variáveis independentes e ECS

	Critérios de ajuste do modelo	Testes de rácio de verosimilhança*			Estimativas dos parâmetros (teste de Wald)				
Efeito	-2 Registo Probabilidade	*X* (df = 1)	Sig.	Nagelkerke *R2*	*B*	*SE*	Wald	*p*	*Exp(B)*
Interceção					-2.69	.12	520.15	.000	.068

ACS	556.545	16.257	.000	.035	.044	.01	15.79	.000	1.045
RSES	569.489	3.444	.063	.008	.048	.03	3.42	.064	1.049
CBSEI	573.328	.000	.998	.000	.000	.002	.000	.998	1.000
SF-MGP	571.840	.961	.327	.002	.011	.011	.958	.328	1.011
VAS	571.989	1.339	.247	.003	.066	.057	1.323	.250	1.068
W-DEQ	566.370	6.958	.008	.015	.017	.007	6.723	.010	1.018
FSFI	571.208	.269	.604	.001	.003	.007	.266	.606	1.003
BISCS	573.197	.131	.717	.000	-.003	.007	.130	.718	.997
MSPSS	569.981	3.347	.067	.007	-.017	.009	3.453	.063	.983
AIM	565.705	1.580	.209	.003	.009	.007	1.579	.209	1.009
EPDS	567.746	.059	.808	.000	.006	.024	.059	.808	1.006
STAIY	561.626	5.398	.020	.012	.015	.006	5.511	.019	1.015
TSQM	567.635	.040	.842	.000	-.005	.024	.040	.842	.995
IDADE	567.534	6.057	.014	.013	.065	.026	6.235	.013	1.067

Nota. * A percentagem global de classificação é de 93,6%; o valor de corte é de 0,500

A análise de regressão logística multinomial foi utilizada para desenvolver um modelo e testar os determinantes significativos da ECS. Com base na direção e na força da associação através da estatística do qui-quadrado como a diferença em -2 log-likelihoods entre o modelo final com o fator e apenas com a constante, os valores de Nagelkerke R^2 e Wald da regressão logística binária, apenas a ACS (a sua transformação logarítmica natural), RSE, WDEQ, MSPSS, CBSEI e STAIY, ou as suas subescalas, tinham p <0,1 e foram retidos para a subsequente modelação de regressão logística multinomial (Tabela 22). Dois factores obstétricos que são biossocialmente plausíveis, como a paridade e a idade da primeira gravidez, e os factores sociodemográficos (profissão, nível de educação e etnia) foram adicionados ao modelo logístico multinomial para determinar o efeito de cada fator, independentemente e em combinação, na escolha do MdD.

Quadro 22

Resultados das análises de regressão logística multinomial para variáveis preditoras e ECS Nota.

a. A categoria de referência é: ECS.

Ministério da Defesa[a]		*B*	*SE*	Wald	*df*	*P*	*Exp(B)*	*IC 95%* para *Exp(B)*	
								LL	*UL*
VD	Interceção	26.306	5.145	26.140	1	.000			
	ACS_Ln	-4.439	1.151	14.874	1	.000	.012	.001	.113
	ESTÁCIO	-.018	.007	7.012	1	.008	.982	.968	.995
	MSPSS_FRI	.070	.026	7.197	1	.007	1.073	1.019	1.130
	WDEQ	-.014	.007	3.876	1	.049	.986	.972	1.000
	RSES	-.045	.029	2.447	1	.118	.956	.904	1.011
	OE16	.011	.005	5.857	1	.016	1.011	1.002	1.021
	AGE_PREG 1	-.097	.032	9.400	1	.002	.908	.853	.966
	PARIDADE	-.361	.140	6.653	1	.010	.697	.530	.917
NECS	Interceção	17.635	6.011	8.605	1	.003			
	ACS_Ln	-3.673	1.356	7.340	1	.007	.025	.002	.362
	ESTÁCIO	-.001	.008	.012	1	.912	.999	.983	1.016
	MSPSS_FRI	.014	.032	.198	1	.656	1.014	.953	1.080

Ministério da Defesa[a]	*B*	*SE*	Wald	*df*	*P*	*Exp(B)*	*IC 95%* para *Exp(B)*	
							LL	*UL*
WDEQ	-.017	.009	3.990	1	.046	.983	.966	1.000
RSES	-.064	.035	3.315	1	.069	.938	.875	1.005
OE16	.015	.006	6.142	1	.013	1.015	1.003	1.026
1 AGE_PREG	.010	.038	.064	1	.800	1.010	.938	1.087
PARIDADE	-.182	.172	1.118	1	.290	.834	.595	1.168

Todos os pressupostos necessários para as regressões logísticas binárias foram verificados e confirmados, incluindo o pressuposto rigoroso de que não existe uma relação linear entre quaisquer variáveis independentes contínuas e a transformação logit da variável dependente e para identificar quais as variáveis que necessitam de transformação. A Tabela 23 mostra que a maioria dos termos de interação das variáveis contínuas e as suas
logaritmos naturais não são significativos, uma vez que os valores *de p* são superiores a 0,05. Além disso, não há indícios de problemas numéricos (multicolinearidade) no modelo.

Quadro 23

Resultados do procedimento Box-Tidwell (1962) para o ensaio de linearidade

	B	*SE*	Wald	*Df*	*P*	*Exp(B)*	95% Clfor *EXP(B)*	
							LL	*UL*
ACS por ACS_Ln	.007	.002	8.950	1	.003	1.007	1.002	1.011
RSES por RSES_Ln	.009	.008	1.336	1	.248	1.009	.994	1.024
CBSEI por CBSEI_Ln	-.001	.000	1.563	1	.211	.999	.999	1.000
SFMGP por SFMGP_Ln	.001	.003	.041	1	.839	1.001	.994	1.007
VAS por VAS_Ln	.026	.024	1.195	1	.274	1.026	.980	1.076
WDEQ por WDEQ_Ln	.004	.001	6.808	1	.009	1.004	1.001	1.007
FSFI por FSFI_Ln	.001	.002	.204	1	.651	1.001	.998	1.004

BISCS por BISCS_Ln	-.002	.002	.787	1	.375	.998	.994	1.002
MSPSS por MSPSS_Ln	-.004	.002	4.154	1	.042	.996	.991	1.000
AIM por AIM_Ln	.002	.001	1.154	1	.283	1.002	.999	1.005
EPDS por EPDS_Ln	-.005	.008	.387	1	.534	.995	.979	1.011
STAIY por STAIY_Ln	.002	.001	2.349	1	.125	1.002	.999	1.005
TSQM por TSQM_Ln	-.001	.006	.026	1	.871	.999	.986	1.012
Constante	-7.644	1.518	25.355	1	.000	.000		

Com base nos resultados do teste de regressão logística binomial para o pressuposto de linearidade na Tabela 23, as variáveis ACS, WDEQ e MSPSS foram transformadas logaritmicamente antes de serem introduzidas no modelo. O efeito global da combinação de factores psicossociais sobre a probabilidade de os participantes terem SCE foi estatisticamente significativo, *x2*(df = 19), = 77,735, p <.001). O modelo explicou 17,0% (Nagelkerke R^2 = .170) da variância do MoD e classificou corretamente 93,4% dos casos.

Quadro 24

Resultados do modelo de regressão logística binomial para o ECS

Variáveis na equação

ECSa	*B*	*SE*	Wald	*Df*	*p*	*Exp(B)*	*IC 95% para EXP(B)*	
							LL	*UL*
ACS Ln	4.327	1.159	13.945	1	.000	75.711	7.814	733.553
RSES	.051	.029	3.098	1	.078	1.053	.994	1.115
OE16	-.012	.005	5.882	1	.015	.988	.979	.998
WDEQ_Ln	.924	.461	4.020	1	.045	2.520	1.021	6.221
MSPSSFri Ln	-.858	.432	3.956	1	.047	.424	.182	.988
ESTÁCIO	.018	.007	6.276	1	.012	1.018	1.004	1.032
IDADE PREG1	.080	.034	5.545	1	.019	1.083	1.013	1.158

PAROUS			6.570	2	.037			
PAROUS(l)	-1.277	.515	6.140	1	.013	.279	.102	.766
PAROUS(2)	-.381	.270	1.982	1	.159	.683	.402	1.161
ETNIA			9.220	4	.056			
ETNIA(l)	1.497	.622	5.802	1	.016	4.469	1.322	15.114
ETNIA(2)	1.121	.713	2.470	1	.116	3.068	.758	12.418
ETNIA(3)	1.697	.698	5.909	1	.015	5.455	1.389	21.422
ETNIA(4)	.789	.721	1.197	1	.274	2.201	.536	9.044
Nível EDUC			5.324	3	.150			
EDUC_Level(1)	-.464	.439	1.117	1	.291	.629	.266	1.486
EDUC_Level(2)	.269	.317	.721	1	.396	1.309	.703	2.436
EDUC_Level(3)	-.580	.583	.989	1	.320	.560	.179	1.755
OCUPAÇÃO			2.653	3	.448			
OCUPAÇÃO(l)	.151	.425	.126	1	.722	1.163	.506	2.673
OCUPAÇÃO^)	.291	.592	.242	1	.623	1.338	.419	4.268
OCUPAÇÃO^)	.520	.390	1.775	1	.183	1.682	.783	3.615
Constante	-28.119	5.784	23.637	1	.000	.000		

Nota. a. Variável(eis) introduzida(s) na etapa 1: ACS_Ln, RSES, OE16, WDEQ_Ln, MSPSSFri_Ln, STAIY, *AGE_PREG1, PAROUS, ETHNIC, EDUC_Level, OCCUPATION. A categoria de referência é: Cesariana eletiva.*

O teste de Wald mostrou que o ACS, o MSPSS (Fri), o WDEQ, o CBSEI (OE-16), o STAIY, a idade da primeira gravidez e a paridade, entre o conjunto de preditores (Tabela 24), foram úteis para distinguir entre a escolha do ECS e da VD

O modelo reduzido, considerando apenas os preditores estatisticamente significativos, é

$$\mathbf{Pr(ECS)} = \alpha + \beta_1 x_1 + \beta_2 x_2 + \beta_3 x_3 \ldots + \beta_i x_i$$

Pr(***ECS***) = -28.119+4.*327ACS*+.018 ***STAIY***+.924 ***WDEQ***+.*080AGEPREG1* -.***858MSPSSFri***-.012 ***OE16+...***

A partir do modelo, os coeficientes P significam, por exemplo, que por cada aumento de um ponto percentual na escala de ligação à autonomia (ACS), a probabilidade de uma mulher optar pela SCE aumenta em 4,3%; e por cada aumento de um ponto percentual no WDEQ, a probabilidade de

SCE aumenta em 0,9%. Por cada unidade de aumento no STAIY (ansiedade relacionada com a gravidez) e no WDEQ, esperamos um aumento de 0,018% na probabilidade de SCE. A idade da primeira gravidez e a paridade também foram factores de previsão significativos da SCE. Uma mulher que tenha tido o seu primeiro parto vaginal vivo (primípara) tem uma probabilidade 72,1% menor de optar pela SCE do que uma mulher nulípara; e por cada ano de aumento na idade da primeira gravidez, esperamos um aumento de 0,08% na probabilidade de optar pela SCE, mantendo todos os outros factores de previsão constantes.

Os valores de P negativos para a MSPSS_Fri e a OE16, que são subescalas de medidas psicossociais, indicam uma relação inversa, ou seja, as mulheres que tinham uma perceção mais baixa do apoio social dos amigos e que tinham uma expetativa mais baixa (auto-eficácia) relativamente ao resultado do parto tinham maior probabilidade de optar pela ECS. Por cada aumento de um ponto percentual na MSPSS_Fri (Exp *fl* = 0,424) e por cada aumento de uma unidade na OE16 (Exp *fl* = 0,988), verificou-se uma diminuição correspondente das probabilidades de SCE em 57,6% e 1,2%, respetivamente.

Resumo e transição

Neste capítulo, foram apresentados os resultados dos diferentes testes estatísticos para os factores preditores das hipóteses de partos por cesariana electiva. Em conclusão, as análises estatísticas dos dados do estudo apoiaram a hipótese 1, mas mantiveram a nulidade da hipótese 2. As taxas globais de cesarianas são inferiores a 15%, mas as taxas de cesarianas electivas são superiores a 5% nos hospitais do estudo. Os dados também apoiaram a maioria das hipóteses 3a a 3g. Foram encontradas associações significativas entre o MoD e a autonomia da mulher (ACS), o medo do parto (WDEQ), a perceção do apoio social dos amigos (PSS-Fri) e a ansiedade relacionada com a gravidez (STAIY). No entanto, a distribuição das pontuações para as medidas da dor (SFMGP e VAS), da função sexual (FSFI e BISCS) e da conveniência social (TSQM) foi igual entre as categorias de MdD. O teste de análise de regressão logística para a hipótese 4 encontrou ACS, WDEQ, STAIY, PSS-Fri, expetativa de resultado para o nascimento (OE16) como preditores significativos de ECS.

O capítulo 5, a seguir, discutirá esses resultados; resumirá o estudo e apresentará conclusões sobre os resultados. O capítulo também discutirá as implicações dos resultados para a mudança social, as limitações deste estudo e as recomendações para futuras investigações neste domínio académico.

Capítulo 5

Discussão

Introdução

Este estudo quantitativo foi realizado com o objetivo de determinar a natureza da relação entre os indicadores psicossociais e o MoD. Especificamente, a investigação visou mulheres no seu terceiro trimestre de gravidez que frequentavam serviços pré-natais em duas das maiores maternidades de Nairobi e investigou em que medida e quais os comportamentos psicossociais que previam a escolha de uma mulher por uma cesariana ou por um parto vaginal espontâneo. As tendências seculares têm assistido a um aumento crescente da incidência de partos por cesariana, uma proporção significativa dos quais é motivada pela escolha das mulheres e pela procura de serviços de cirurgia por cesariana por diversas razões. A gravidez e o parto não são apenas resultados em termos de saúde, mas também acontecimentos sociais importantes, e a decisão de optar por uma cesariana electiva é influenciada por uma interação complexa entre o estado psicológico da mulher e o ambiente social. Uma vez que os factores psicossociais desempenham um papel no aumento da incidência de cesarianas, é importante para a saúde pública identificar e quantificar esses factores, para benefício dos prestadores de cuidados de saúde e das mulheres grávidas, no aconselhamento obstétrico durante as sessões de consulta pré-natal.

Resumo e interpretação dos resultados

Uma revisão crítica efectuada por McCourt et al. (2007) apontou um interesse crescente na procura de partos por cesariana por parte das mulheres ao longo da última década (Lin e Xirasagar, 2005), observando ao mesmo tempo que um número reduzido de estudos se centrava nas cesarianas na ausência de indicações clínicas justificáveis. Como a revisão da literatura revelou, a escolha das mulheres pela cesariana electiva está relacionada com factores psicológicos e sociais pessoais, como a autonomia, o autocontrolo, a perceção de segurança, o medo do parto, a sexualidade e a perceção da qualidade dos cuidados obstétricos (McCourt et al., 2007), tendo sido identificadas lacunas na compreensão da influência combinada dos vários factores psicológicos e sociais nas decisões de cesariana electiva. No presente estudo, as mulheres grávidas sem antecedentes de cesariana foram avaliadas prospectivamente quanto às razões psicossociais que as levaram a preferir o MdD. Esperava-se que as participantes que referiram preferência pela cesariana durante a gravidez e que foram efetivamente submetidas a um parto por cesariana referissem também níveis mais elevados de traços de personalidade, perceção da dor do parto, medo do nascimento da criança, funcionalidade sexual, apoio social, estado emocional e conveniência social.

Os resultados deste estudo demonstram que as participantes que relataram níveis mais elevados de ligação à autonomia, expetativa de parto e ansiedade em relação ao parto também relataram resultados mais elevados de cesariana electiva. No entanto, os níveis de apoio social percebido em relação à gravidez e ao parto foram mais baixos entre as participantes da categoria de cesariana electiva do que entre as da categoria de parto vaginal, indicando uma relação inversa. Além disso, a autonomia da participante, a expetativa de parto Wijma, a ansiedade, o apoio percebido dos amigos e a expetativa de resultado do parto foram preditores significativos do parto por cesariana electiva. A presente investigação apoia o modelo teórico social ecológico e a teoria do comportamento planeado, explicando a interação de múltiplos factores psicossociais intrapessoais com comportamentos sociais e obstétricos para prever o resultado de partos por cesariana electivos.

Factores psicossociais associados a partos ECS Traços de personalidade e ECS

Uma revisão feita por Thomas (2010) sugeriu que os traços de personalidade podem influenciar o resultado do parto e do MdE, incluindo a atitude em relação à gravidez e o pedido de cesariana (Wiklund et al., 2006), a autonomia ou o desejo de manter o autocontrolo na escolha do parto (Pang et al., 2007; Munro et al.,2009), ou a autoestima (Nerum, Halvorsen, S0rlie e Oian, 2006). A hipótese 3 a examinou a associação entre os traços de personalidade da mulher (autonomia, autocontrolo e autoestima) e o resultado da SCE. Verificou-se uma relação positiva significativa entre a autonomia da mulher e a SCE. Os níveis mais elevados de autonomia das mulheres foram registados na categoria de parto por cesariana electiva.

A hipótese de que a ECS está significativamente associada aos traços de personalidade de uma mulher foi apoiada. As hipóteses nulas de que as pontuações medianas da ACS e da RSE são as mesmas entre as categorias de participantes que realizaram a ECS e as que não realizaram foram rejeitadas ao nível de significância de 0,05. A escala de conexão com a autonomia da mulher foi particularmente importante para distinguir os grupos ECS e VD. Quanto maior for o nível de auto-consciência da mulher, a sua capacidade de gerir novas situações, a sua sensibilidade para com os outros e a sua auto-eficácia profissional, maior será a probabilidade de se submeter a uma cesariana electiva. No entanto, o estudo não encontrou uma associação significativa entre a autoestima durante a gravidez, medida pela RSE, e a cesariana electiva, pelo que o seu papel preditivo para o MdD não foi apoiado. Embora estudos recentes (O'Reilly, Choby, Séjourné, & Callahan, 2014) tenham encontrado uma associação inversa entre cesariana planeada ou de emergência e autoestima materna pós-parto, este estudo não suporta a contribuição da autoestima pré-parto na determinação do MoD. Uma vez que Loto et al. (2009) tinham encontrado anteriormente que as mulheres com cesariana tinham pontuações mais baixas na escala de autoestima do que as mulheres com parto vaginal espontâneo na Nigéria, os resultados deste estudo sugerem que a autoestima pode ser um efeito e não um fator determinante do parto por cesariana.

Funcionalidade sexual feminina e ECS

Vários estudos associaram a redução do funcionamento ou da atividade sexual após o parto vaginal cirúrgico, especialmente se este envolver encarceramentos cirúrgicos (Brubaker et al., 2008) ou causar lesões perineais (Radestad, Olsson, Nissen, & Rubertsson, 2008), pelo que a hipótese 3b sugeria que algumas das mulheres considerariam a SCE para preservar a sua função sexual ou para evitar o declínio da satisfação sexual após o parto (Baksu et al., 2007), especialmente se tivessem uma disfunção sexual pré-natal. A hipótese de que existe uma associação entre a ECS e a função sexual da mulher, medida pela BISCS e pela FSFI, não foi confirmada. A hipótese nula de que a distribuição da FSFI e da BISCS é a mesma entre as categorias de modalidades de parto foi mantida neste estudo. Além disso, apenas um por cento das participantes que preferiram o parto por cesariana apresentaram a preservação da função sexual como principal razão para a sua escolha. Os resultados da ausência de associação significativa são consistentes com alguns outros estudos que sugerem que as associações entre a função sexual pós-natal e o MdD são meras percepções relacionadas com a cultura (Klein et al., 2009; Khajehei et al., 2009). Estudos recentes também não encontraram evidências de que a ECS é preferível à VD no que respeita à preservação da função sexual (Hosseini, Iran-Pour, & Safarinejad, 2012; Yeniel e Petri, 2014).

Tocofobia e ECS

Foi rejeitada a hipótese nula de que a distribuição do Wijma Delivery ExpectancyExperience Score, uma medida do nível de medo do parto (tocofobia), é a mesma entre as categorias de partos por cesariana electiva. Por conseguinte, o estudo encontrou uma associação significativa entre o ECS e o medo de parto de uma mulher. No passado, muitos estudos encontraram uma associação significativa entre tocofobia e cesariana electiva (Munro, Kornelson, & Hutton, 2009; Tschudin et al., 2009; Buyukbayrak et al, 2010), principalmente devido à experiência dolorosa antecipada do trabalho de parto (Serçekm e Okumuç, 2007); histórias culturais hediondas e experiências passadas de parto (Pang et al., 2008; Munro et al, 2009), falta de confiança nas parteiras (Serçekuç e Okumuç, 2007) e riscos percebidos para o bebé (Robson et al, 2008). É de salientar que 61% dos participantes entrevistados que indicaram preferência pela cesariana (n = 288) mencionaram a preocupação com a segurança da criança ou de si próprios como a principal razão para a sua escolha.

Os resultados deste estudo são consistentes com estudos recentes que continuam a registar proporções mais elevadas de parto por cesariana entre as mulheres com medo do parto em comparação com as mulheres com pontuações baixas no WDEQ (Sydsjo, G., Sydsjo, A., Gunnervik, Bladh, & Josefsson, 2012; Nilsson, Lundgren, Karlstrom, & Hildingsson, 2012). Quanto maior a gravidade da tocofobia (pontuações do WDEQ), maior a probabilidade de selecionar a SCE em comparação com as mulheres menos receosas. No seu rastreio num ensaio de controlo aleatório, Rouhe et al. (2013) descobriram recentemente que cerca de 8% das mulheres nulíparas rastreadas tinham um medo grave do parto (pontuações WDEQ>100) e maior probabilidade de selecionar a cesariana.

Dor de parto percebida e ECS

Sugere-se que a dor do parto é um dos episódios mais stressantes do parto (Lally et al., 2008) e, como em estudos anteriores foram relatadas associações significativas com a ECS (Eriksson, Westman, & Hamberg, 2006; Waldenstrom et al., 2006; e Weaver et al., 2007), o estudo sugeriu que as participantes com níveis mais elevados de perceção da dor do parto optariam pela cesariana para evitar esta experiência. Foi mantida a hipótese nula de que a distribuição das pontuações da EVA e do SF-MPQ é a mesma entre as categorias de cesariana electiva. Os resultados do estudo não apoiaram a hipótese de que o ECS está significativamente associado à perceção da dor do parto, avaliada pelo VAS e pelo SF-MPQ.

Alguns autores sugeriram que a tendência para evitar a dor do parto está intrinsecamente ligada não só ao medo (Abushaikha & Sheil, 2006; Faisal, Matinnia, Hejar, & Khodakarami, 2014), mas também à má experiência de partos anteriores (Nilsson & Lundgren, 2009) e stress relacionado com a gravidez (Barragán, Sola, & Juandó, 2011; Simkin, 2011) e falta de confiança (Lyndon, Zlatnik, & Wachter, 2011; Toohill, et al., 2014). No presente estudo, foram observadas associações significativas no medo do parto, mas não na perceção da dor do parto. Também é importante notar que, com a introdução de anestésicos em obstetrícia, foram feitos progressos significativos na gestão da dor de parto (Kolip & Buchter, 2009; Hawkins, 2010) e, portanto, o nível diferencial de dor experimentado durante os partos vaginais e cesarianos diminuiu.

Apoio social percebido e ECS

A investigação tem demonstrado que as mulheres que recebem apoio social na gravidez e durante o trabalho de parto têm taxas mais baixas de cesarianas (Hodnett, Gates, Hofmeyr, Sakala, & Weston, 2012, Deng, Wei, et al., 2014) e, embora poucos estudos se tenham concentrado nos efeitos das redes sociais nas decisões de MdD (Kohler, Behrman, & Watkins, 2007), este estudo sugeriu uma relação entre o apoio social percebido e o resultado da ECS. Os resultados do estudo apoiaram a hipótese de uma associação significativa entre a SCE e o apoio social percebido, medido pela MSPSS, e especificamente o apoio percebido dos amigos, mas não o apoio da família ou de outras pessoas significativas. Habitualmente, as mulheres são atendidas e esperam apoio social de outras mulheres, amigas ou familiares, para lhes dar confiança para enfrentar o trabalho de parto e o parto e, como Honett et al. (2014) explica, como as mulheres agora dão à luz em hospitais, elas esperam apoio social contínuo durante o trabalho de parto em termos de motivação emocional, conforto e informação.

Estado emocional e ECS relacionados com a gravidez

Sugere-se que o estado emocional da mulher durante a gravidez e o parto esteja associado à interpretação, às expectativas e às decisões relativas ao processo de parto. Como estudos anteriores demonstraram, a depressão, o stress ou a ansiedade relacionados com a gravidez podem contribuir para diminuir a confiança, o medo e a insatisfação com o processo de parto (Ip & Martin, 2008), o que pode encorajar a mulher a optar pela cesariana. A hipótese de que existe uma associação significativa entre as SCE e o estado de saúde emocional relacionado com a gravidez da mulher, medido pela escala de ansiedade traço-estado para adultos, foi apoiada. Neste estudo, as decisões de SCE estão, portanto, associadas aos níveis de ansiedade relacionados com a gravidez da mulher e não ao stress nem à depressão relacionados com a gravidez.

A ansiedade em relação à própria saúde e à do feto (Wiklund et al., 2007) ou as expectativas demasiado elevadas em relação ao resultado do parto (Lally et al., 2008) estão associadas a partos por cesariana electivos e são consistentes com os resultados do presente estudo. Pensa-se que o nível de perceção da dor do parto e a tocofobia estão associados a níveis elevados de hormonas do stress durante a gravidez e o parto (Gunning, 2008) e é provável que a depressão na gravidez resulte numa perceção turva do processo de parto stressante e doloroso, estimulando assim as intenções de cesariana electiva ou de evitar o processo de parto vaginal (Ip & Martin, 2008). No entanto, o mais estudado é a depressão pós-parto como um resultado, com alguns estudos relatando associação significativa com MoD e resultados negativos do nascimento (Davalos, Yadon, & Tregellas, 2012;

Rouhe et al., 2011) e outros não encontrando diferença entre o parto vaginal e cesariana (Carter, Frampton, &Mulder, 2006; Lobel, *&DeLuca*, 2007; Sword et al., 2011). À semelhança de alguns destes estudos, a associação entre a ECS e a EPDS (depressão) no presente estudo não foi sustentada.

Conveniência social e ECS

Como sugerem estudos realizados noutros locais da Austrália e da Turquia, as mulheres podem optar por um parto por cesariana porque é conveniente planear o período (muito antes do início do parto) [ACOG, 2007], a hora do dia ou da noite (Kassak, Ali, & Abdallah, 2005), ou o período da semana (fins-de-semana) que satisfaça tanto as necessidades do obstetra como os horários da mulher (Gezer, Sximsek, & Altinok, 2007). Neste estudo, foi confirmada a hipótese nula de que a distribuição da escala de conveniência para os serviços de parto é a mesma entre as categorias de parto por cesariana electiva. Os resultados não suportam a associação entre as decisões de CEC e a satisfação da mulher com a facilidade de planeamento do dia do parto, a hora do parto, a licença de maternidade e o horário de trabalho, a duração do processo de parto e a disponibilidade dos serviços de parto. Esta prática seria mais comum nos serviços privados, onde as mulheres, na sua maioria com emprego formal, têm mais flexibilidade e capacidade financeira para planear o parto. Neste estudo, apenas 16,1% das participantes tinham um emprego formal e apenas 16 (1,3%) mulheres tiveram o parto num estabelecimento privado. Além disso, apenas 21 (7,3%) das 288 participantes que preferiram a cesariana ao parto vaginal indicaram como principal motivo a conveniência social.

Modelo psicossocial para partos ECS

A combinação dos factores psicossociais teve um efeito significativo na probabilidade de as participantes terem SCE (p < 001), com cinco das dez medidas do estado psicossocial - ACS *(p <* 001), MSPSS-Fri (*p* = *0*,047), WDEQ *(p* = *0*,045), CBSEI-OE16 (*p* = *0*,015) e STAIY (*p* = *0*,012) - a contribuírem significativamente para o modelo preditivo. No entanto, o modelo tem uma capacidade preditiva moderada, explicando apenas 17,0% da variância do MoD, o que indica que existem outros factores não psicossociais que contribuem em grande medida para os partos por cesariana electivos e que não foram incluídos neste estudo. Além disso, este estudo encontrou um papel preditivo significativo dos factores obstétricos - idade da primeira gravidez (*p* = *0*,019) e paridade (*p* = 0,037) no resultado do parto por cesariana electiva. Estudos semelhantes encontraram o parto tardio (Smith et al., 2008) e a paridade (Rao, Celik, Poggi, Poon, & Nicolaides, 2008; Al Rowaily, Alsalem, & Abolfotouh, 2014) como factores preditivos significativos de cesarianas electivas. Embora a nossa pesquisa não tenha identificado nenhum estudo que tenha focado o efeito combinado e a interação de todos estes factores psicossociais num modelo de regressão múltipla, alguns outros estudos também encontraram a autonomia, a auto-eficácia (Fuglenes, Aas, Botten, 0ian, & Kristiansen, 2011; Nilstun, Habiba, Lingman, Saracci, Da Fre, & Cuttini, 2008; Walsh, 2008), o apoio social (Essex & Pickett, 2008; Leone, Padmadas, & Matthews, Z. 2008), a tocofobia (Nieminen, Stephansson, & Ryding, 2009) e a ansiedade como factores individuais de previsão da SCE.

O modelo de regressão logística psicossocial está bem sincronizado com o quadro concetual utilizado na conceção deste estudo e apoia os modelos teóricos de SEM e TPB adoptados para analisar os preditores psicossociais da SCE, tendo em conta a combinação destes múltiplos factores de traços pessoais, estado psicológico, comportamentos sexuais e interações sociais a diferentes níveis (pessoal, institucional e social) [Cottrel et al., 2009] para explicar a SCE como um resultado de entrega. Como afirma Ajzen (2012), esta decisão não é completamente volitiva, uma vez que estão em jogo muitos outros factores externos (não pessoais). As caraterísticas pessoais, como a autonomia, a auto-eficácia ou a confiança; o estado psicossocial, como a ansiedade e o medo do parto ou da dor do parto, interagem com o ambiente social de expetativa de apoio social dos amigos, entre outros factores, para influenciar a preferência de uma mulher pela cesariana.

Implicações das conclusões para a mudança social

As implicações para a mudança social decorrem da constatação de que a autonomia pessoal da mulher (capacidade de auto-consciência, capacidade de adaptação e de gestão de novas situações, sensibilidade para com os outros e auto-eficácia profissional), o medo e a ansiedade relacionados com as experiências ou expectativas do parto e o nível de apoio social esperado ou fornecido pelos amigos interagem com os factores obstétricos da mulher - paridade e idade da primeira gravidez - para prever a probabilidade de a mulher ser ou não submetida a uma cesariana nos dois hospitais nacionais de Nairobi.

Os resultados contribuirão para o debate em curso sobre o rastreio de potenciais casos de cesariana e a conceção de um pacote de aconselhamento pré-natal que aborde estes factores psicossociais para controlar as taxas de cesariana (Robson, Hartigan, & Murphy, 2013). Os resultados também confirmam que algumas cesarianas podem ser evitadas se as preferências, os medos e as expectativas das mulheres forem identificados no início da gravidez para permitir cuidados mais sensíveis/individualizados. Os resultados têm, portanto, implicações para encontrar formas de reduzir o medo do parto, as expectativas de resultados negativos do parto e melhorar o apoio dos amigos durante a gravidez e o parto. Num estudo aleatório recente, por exemplo, Rouhe et al. (2013) mostraram um efeito favorável da terapia de grupo psico-educativa para o tratamento de mulheres nulíparas com medo do parto, tendo as mulheres que receberam o tratamento relatado significativamente mais partos vaginais espontâneos e satisfação com o parto do que as que não receberam. Hodnett et al. (2012) recomendaram ainda o apoio contínuo (incluindo apoio emocional, informativo e de advocacia) às mulheres durante o parto por outras mulheres (amigas ou familiares); em comparação com os cuidados de rotina, as mulheres que recebem apoio intraparto individualizado contínuo têm menos probabilidades de fazer uma cesariana ou de ter um parto insatisfatório do que um parto vaginal espontâneo. Em alguns dos países vizinhos da região, como o Zimbabué, a Tanzânia e a África do Sul, foram implementadas iniciativas de políticas de Melhores Nascimentos para promover o acompanhamento durante o trabalho de parto como um elemento central dos cuidados obstétricos nos hospitais para melhorar a saúde materna e infantil (Hodnett et al., 2012).

Limitações do estudo

O estudo foi efectuado entre mulheres que frequentavam serviços pré-natais em dois hospitais/maternidades públicos de Nairobi, provenientes de diferentes aglomerados residenciais da cidade. Embora uma das instalações - o Kenyatta National Hospital - tenha alas públicas e privadas, verificou-se que mesmo a ala privada recebe os seus clientes da clínica pré-natal pública e apenas uma pequena proporção (3,2%) das participantes acabou por dar à luz nos serviços privados. Assim, os resultados do estudo limitam-se apenas às utentes dos dois hospitais nacionais públicos da cidade e não aos hospitais privados, onde se espera que as taxas de SCE sejam mais elevadas (Villar et al., 2006).

Inerente à conceção deste estudo (coorte prospetiva), o estudo só pode identificar factores preditivos associados ao resultado postulado do parto e, uma vez que não é possível uma aleatorização completa, deve ter-se cuidado ao tirar conclusões sobre os resultados. Embora os participantes tenham vindo de todas as povoações/estados da cidade, pode ter havido algum viés de seleção devido a erros de classificação e à perda de acompanhamento dos participantes. O continuum de indicações para as decisões de cesariana de emergência e electiva é bastante arbitrário, uma vez que, no serviço de obstetrícia, estas categorias não estão tão separadas e, normalmente, os registos obstétricos não indicam que a cesariana foi feita a pedido da mulher. Um caso de cesariana foi definido como aquele que indicou preferência ou intenção de cesariana e acabou por ser submetido a um parto por cesariana. Não há evidências de que essas intenções tenham sido comunicadas pelas clientes aos obstetras e, portanto, existe a possibilidade de que alguns dos preditores psicossociais identificados para a ECS também tenham contribuído para o desenvolvimento de indicações médicas para partos por cesariana de emergência. As participantes foram seguidas no pós-parto na clínica pré-natal ou através de chamadas telefónicas, com pelo menos três chamadas efectuadas a diferentes horas do dia, se não fossem atendidas antes de serem abandonadas. A restrição do estudo a participantes sem antecedentes de cesariana e/ou riscos médicos conhecidos eliminou o efeito de confusão das mulheres que optaram por uma cesariana repetida ou por indicações médicas.

Foram observadas algumas limitações nos instrumentos utilizados no estudo, especialmente nas escalas unidimensionais de auto-relato. O RSE, apesar de ser uma medida válida e fiável da autoestima global - o grau em que a pessoa se valoriza a si própria, as suas limitações estruturais dependentes da idade e da ocupação podem ter limitado o seu papel na discriminação entre os grupos ECS e VB. As escalas unidimensionais de autorrelato, como a EVA e a EPR, são suscetíveis a vieses de desejabilidade social (Mullen, Gothe, & McAuley, 2013) e, numa população de estudo com 84% de ocupação não formal, é provável que os inquiridos obtenham respostas enviesadas e favoráveis que sobrestimem a autoestima. No presente estudo, a pontuação média do RSE foi de 20,2 numa pontuação máxima de 30. Uma das principais limitações do SF-MPQ foi a riqueza terminológica exigida aos inquiridos para preencher o questionário (Hawker, Mian, Kendzerska, & French, 2011). Os participantes neste estudo pediram frequentemente ajuda para distinguir entre os diferentes descritores de dor sensorial, tais como latejar, esfaquear, disparar, roer e fender. No entanto, não há provas de que este problema tenha distorcido os resultados em nenhum dos grupos.

Conclusão

Em conclusão, o nosso estudo mostra que as taxas de cesariana, incluindo os partos por cesariana, nos hospitais públicos ainda se encontram dentro dos níveis tecnologicamente exigidos, embora as taxas nos hospitais privados sejam provavelmente muito mais elevadas. O modelo identificado, que inclui a conetividade, o apoio social, a ansiedade e o medo do parto, pode ser utilizado para prever a probabilidade de uma mulher ser submetida a uma cesariana, tendo em conta a paridade e a idade da primeira gravidez.

Recomendações para futuros estudos e acções

Os resultados sublinham a necessidade de considerar o estado psicossocial da mulher nas aulas pré-natais e de fornecer informações imparciais sobre os benefícios e os riscos da cesariana e do parto vaginal espontâneo. Um tema de estudo futuro é verificar se estes factores preditivos podem ser validados com clientes em ambiente hospitalar privado e se a intenção inicial da mulher de ter um parto por cesariana desempenha um papel nas condições para um parto por cesariana de emergência. O estudo recomenda a realização de ensaios controlados e aleatorizados sobre a intenção de realizar uma cesariana para obter mais dados sobre a cesariana de emergência a termo. Isto é importante, uma vez que modelos psicossociais fiáveis que prevejam a SCE seriam úteis na prática clínica. Em primeiro lugar, as mulheres identificadas com um prognóstico favorável para a cesariana poderiam ser aconselhadas de modo a aumentar a sua confiança, a lidar com os seus receios e a informar as suas expectativas quanto aos resultados do parto. Em segundo lugar, o médico pode adiar a indução do trabalho de parto para as mulheres com elevada probabilidade de serem submetidas a cesariana de emergência e com SCE planeada atempadamente.

Referências

Abushaikha, L., & Sheil, E.P. (2006). Stress no trabalho e apoio de enfermagem: How do they relate? *Journal of International Women's Studies*, *7*(4), 198-208.

Ajzen, I. (2012). A teoria do comportamento planeado. Em P. A. M. Lange, A. W. Kruglanski & E. T. Higgins (Eds.), *Handbook of theories of social psychology* (Vol. 1, pp. 438-459). Londres, Reino Unido: Sage.

Ajzen, I., & Manstead, A. S. (2007). Mudar os comportamentos relacionados com a saúde: Uma abordagem baseada na teoria do comportamento planeado. Em *The scope of social psychology: Teoria e aplicações* (pp. 43-63).

Akman, C., Uguz, F. & Kaya, N. (2007). A depressão major pós-parto está associada a perturbações. *Comprehensive Psychiatry*, *48*(4), 343-347.

Al Rowaily, M. A., Alsalem, F. A., & Abolfotouh, M. A. (2014). Cesariana em uma comunidade de alta paridade na Arábia Saudita: indicações clínicas e resultados obstétricos. *BMC pregnancy and childbirth*, *14*(1), 92.

Alderdice, F., Lynn, F., & Lobel, M. (2012). Uma revisão e avaliação psicométrica das medidas de stress específicas da gravidez. *Journal of Psychosomatic Obstetrics & Gynecology*, *33*(2), 62-77.

Aleghagen, S., Wijma, B., Lundberg, U., & Wijma, K. (2005). Fear, pain, and stress hormones during childbirth (Medo, dor e hormonas do stress durante o parto). *Journal of Psychosomatic Obstetrics & Gynecology, 26,* 153-165.

Alicikus, Z.A., Gorken, I.B., Sen, R.C., Kentli, S., Kinay, M., Alanyali, H., & Omer Harmancioglu, O. (2009). Aspectos psicossexuais e de imagem corporal da qualidade de vida em doentes turcas com cancro da mama: A comparison of breast conserving treatment and mastectomy. *Tumori*, *95*, 212-218.

Althabe, F. & Belizan, J.M. (2006). Caesarean section: the paradox. *Lancet*, *368*, 1472-1473.

Althabe, F., Sosa, C., Belizan, J.M., Gibbons, L., Jacquerioz, F., & Bergel, E. (2006). Cesarean section rates and maternal and neonatal mortality in low-medium-, and high-income countries: an ecological study. *Birth*, *33*, 270-7.

Altman, D., Ekstrom, A., Gustafsson, C., Lopez, A., Falconer, C., & Zetterstrom, J. . Risco de incontinência urinária após o parto: A 10-year prospective cohort study. *Obstetrics & Gynecology*, *108*, 873-878.

Colégio Americano de Obstetras e Ginecologistas (2007). ACOG Committee Opinion no. 394, December 2007: cesarean delivery on maternal request. *Obstetrics & Gynecology*, *110*, 1501-1504.

Colégio Americano de Obstetras e Ginecologistas (ACOG) [2007]. Recuperado de www.time.com/time/health/article/0,8599,2007754,00.html#ixzz1bEpmbgug.

American Psychological Association (2010). *Manual de publicação da American Psychological Association* (6ª Ed.). Washington, DC: Autor.

Arjun, G. (2008). Cesariana: Avaliação, diretrizes e recomendações. *Jornal Indiano de Ética Médica*, *5*(3), 117-120.

Atkinson, M.J., Kumar, R., Cappelleri, J.C., & Hass, S.L. (2005). Validade de construção hierárquica do questionário de satisfação com o tratamento para medicação (TSQM versão II) entre consumidores de farmácias ambulatórias. *Value Health*, *8*(Suppl 1),S9-S24. doi:10.1111/j.1524-4733.2005.00066.x.

Aziken, M., Omo-Aghoja, L., Okonofua, F. (2007). Percepções e atitudes das mulheres grávidas em relação à cesariana na Nigéria urbana. *Ata Obstet Gynecol Scand*, *86*, 42-47.

Bagley, C., Bolitho, F., & Bertrand, L. (2007). Normas e validade de construção da Escala de Auto-Estima de Rosenberg em populações canadianas do ensino secundário: Implications for counseling. *Canadian Journal of Counselling and*

Psychotherapy/Revue canadienne de counseling et de psychothérapie, 31(1), 82-92.
Bailey, J. M., Crane, P., & Nugent, C. E. (2008). Educação para o parto e planos de parto.
Obstetrics and gynecology clinics of North America, 35(3), 497-509.
Baksu, B., Davas, I., Agar, E., Akyol, A., Varolan, A. (2007). O efeito do modo de parto no funcionamento sexual pós-parto em mulheres primíparas.
International Urogynecology journal and Pelvic Floor Dysfunction, 18, 401406.
Baldo, M. (2008). Cesarean section in countries of the Eastern Mediterranean Region. *Jornal de Saúde do Mediterrâneo Oriental, 14*(2), 470-488.
Bandura, A. (2007). Much ado over a faulty conception of perceived self-efficacy grounded in faulty experimentation. *Journal of Social and Clinical Psychology, 26*(6), 641-658.
Barragán, L. Sola, I., & Juandó, C. (2011). Biofeedback para controlo da dor durante o trabalho de parto. *Cochrane Database of Systematic Reviews, 6*, 1-13. doi: 10.1002/14651858.CD006168.pub2.
Begg, E. J., Vella-Brincat, J. W., & Robertshawe, B. (2008). Infecções pediátricas e neonatais. *Clinical Infectious Diseases, 46*, 193-200.
Bekker, M.H., & van Assen, M.A. (2006). A short form of the Autonomy Scale: properties of the Autonomy-Connectedness Scale (ACS-30). *Journal of Personality Assessment, 86*(1), 51-60. Recuperado de http://www.ncbi.nlm.nih.gov/pubmed/16436020.
Belizán, J. M., Althabe, F., & Cafferata, M. L. (2007). Consequências para a saúde do aumento das taxas de cesariana. *Epidemiology, 18*(4), 485-486.
Betrán, A., Merialdi, M., Lauer, J., Bing-Shun, W., Thomas, J., Van Look, P., Wagner, M. (2007). Rates of Cesarean section: Análise das estimativas globais, regionais e nacionais. *Pediatric and Perinatal Epidemiology,21*, 98-113.
Bettegowda, V.R., et al. (2008). The Relationship between Cesarean Delivery and Gestational Age among U.S. Singleton Births (A relação entre parto cesáreo e idade gestacional em partos únicos nos EUA). *Clinics in Perinatology, 35*, 309-323.
Bettes, B. A., Coleman, V. H., Zinberg, S., Spong, C. Y., Portnoy, B., DeVoto, E., et al. (2007). Cesarean delivery on maternal request: ObstetricianGynecologists' Knowledge, Perception, and Practice Patterns. *Obstetrics & Gynecology, 109*, 57 -66.doi: 10.1097/01.AOG.0000249608.11864.b6.
Bharmal, M., Payne, K., Atkinson, M.J., Desrosiers, M-P., Morisky, D.E., & Gemmen, E. (2009). Validação de um Questionário de Satisfação com o Tratamento abreviado para Medicamentos (TSQM-9) entre pacientes que tomam medicamentos anti-hipertensivos. *Health and Quality of Life Outcomes, 7(*36), 1-10. doi:10.1186/1477-7525-7-36.
Blalock, S. F., Beard, A. J., & Dusetzina, S. B. (2010).Individual and interpersonal models of health and illness behavior. In N.M. Rickles, A.I. Wertheimer & M.C. Smith (Eds.), *Social and Behavioral Aspects of Pharmaceutical Care, 2nd ed.,* (pp. 37-60).New York: Jones and Bartlett Publishers.
Boonstra, A.M., Schiphorst Preuper, H.R., Reneman, M.F., Posthumus, J.B., Stewart, R.E. (2008). Fiabilidade e validade da escala visual analógica para a incapacidade em doentes com dor musculoesquelética crónica. *International Journal of Rehabilitation Research, 31*(2), 165-169.
Bouhassira, D., & Attal, N. (2009). Tudo em um: É possível avaliar todas as dimensões de qualquer dor com um simples questionário? *Pain, 144*(1), 7-8.
Boyd, R. C., Le, H. N., & Somberg, R. (2005). Revisão dos instrumentos de rastreio da depressão pós-parto. *Archives of Women's Mental Health, 8*(3), 141-153.
Brubaker, L., Handa, V.L., Bradley, C.S. et al. (2008). Pelvic Floor Disorders Network. Função sexual 6 meses após o primeiro parto. *Obstetrics & Gynecology, 111*, 1040-

1044.
Bruwer, B., Emsley, R., Kidd, M., Lochner, C., & Seedat, S. (2008). Propriedades psicométricas da Escala Multidimensional de Apoio Social Percebido em jovens. *Comprehensive Psychiatry*, *49*(2), 195-201.
Burkholder, G. (2009). *Análise do tamanho da amostra para estudos quantitativos*. Recuperado de Walden University Resources.
Burns, C. M., Rutherford, M. A., Boardman, J. P., & Cowan, F. M. (2008). Patterns of cerebral injury and neurodevelopmental outcomes after symptomatic neonatal hypoglycemia (Padrões de lesão cerebral e resultados de neurodesenvolvimento após hipoglicemia neonatal sintomática). *Pediatrics*, *122*(1), 65-74.
Buyukbayrak, E.E..Kaymaz, O., Kars, B., Karsidag, A.Y.K., Bektas, E., Unal, O., & Turan, C. (2010). Parto por cesariana ou parto vaginal: Preferência das grávidas turcas e factores de influência. *Journal of Obstetrics and Gynaecology*, *30*(2), 155-158.
Campbell, D. A., Lake, M. F., Falk, & Backstrand, J. R. (2006). A randomized control trial of continuous support in labor by a lay doula. *Journal of Obstetric, Gynecologic, and Neonatal Nursing*, *35*, 456 - 464.
Carayol, M., Blondel, B., Zeitlin, J., Breart, G., & Goffinet, F. (2007). Changes in the rates of caesarean delivery before labor for breech presentation at term in France: 1972-2003. *European Journal of Obstetrics & Gynecology and Reproductive Biology*, *132*, 20-26. doi:10.1016/j.ejogrb.2007.06.019.
Carmeli, A., & Schaubroeck, J. (2007). The influence of leaders' and other referents' normative expectations on individual involvement in creative work. *The Leadership Quarterly*, *18*(1), 35-48.
Carter, F.A., Frampton, C.M., Mulder, R.T. (2006). Cesarean section and postpartum depression: a review of the evidence examining the link. *Psychosom Med*, *68,* 321 -30.
Caughey A.B., Sundaram, V., Kaimal, A.J., Gienger, A., Cheng, Y.W., McDonald, K.M., Shaffer, B.L., Owens, D.K., & Bravata, D.M. (2009). Revisão sistemática: Elective induction of labor versus expectant management of pregnancy. *Annals of Internal Medicine*, *151*, 252-263.
Centros de Controlo e Prevenção de Doenças. (2009). *Sistema nacional de estatísticas vitais*.
Recuperado em 19 de maio de 2010, de http://www.cdc.gov/nchs/birth.htm.
Chang, J.J., Stamilio, D.M., & Macones, G.A. (2008).Effect of Hospital Volume on Maternal Outcomes in Women with Prior Cesarean Delivery Undergoing Trial of Labor.*American Journal of Epidemiology*, *167*(6), 711-718.
Chaudhary, S., & Salhotra, R. (2011).Subarachnoid block for caesarean section in severe preeclampsia.*Journal of Anaesthesiology Clinical Pharmacology*, *27*,169-173.doi: 10.4103/0970-9185.81821.
Chongsuvivatwong, V., Bachtiar, H., Chowdhury, M. E., Fernando, S., Suwanrath, C., Kor-anantakul, O., & Rowe, P. (2010). Mortalidade materna e fetal e complicações associadas a partos por cesariana em hospitais universitários na Ásia. *Journal of Obstetrics and Gynaecology Research*, *36*(1), 45-51.
Chu, S. Y., Kim, S. Y., Schmid, C. H., Dietz, P. M., Callaghan, W. M., Lau, J. & Curtis, K. M. (2007). Obesidade materna e risco de parto cesáreo: uma meta-análise. *Obesity Reviews*, *8*, 385-394. doi: 10.1111/j.11400- 789X.2007.00397.x.
Cifuentes, M., Fernald, D. H., Green, L. A., Niebauer, L. J., Crabtree, B. F., Stange, K. C., & Hassmiller, S. B. (2005). Prescription for Health: Changing Primary Care Practice to Foster Healthy Behaviors. *Annals of Family Medicine*, *3*(Suppl 2), s4-s11. doi:10.1370/afm.378
Cleary-Goldman, J., Malone, F. D., Vidaver, J., Ball, R. H., Nyberg, D. A., Comstock, C. H.,& FASTER Consortium (2005). Impact of maternal age on obstetric outcome (Impacto da idade materna nos resultados obstétricos). *Obstetrics & Gynecology*, *105*(5,

Part 1), 983-990.
Conolly, A., Thorp, J., Pahel, L. (2005). Efeito da gravidez e do parto na função sexual pós-parto: Um estudo prospetivo longitudinal. *International Urogynecology Journal and Pelvic Floor Dysfunction*, *16*, 263-267.
Cottrell, R., Girvan, J., & McKenzie, J. (2009). Principles and foundations of health promotion and education (4th ed.) San Francisco, Ca: Benjamin Cummmings.
Cox, B. (2007).Percepções das mulheres sobre o seu acesso e valor da informação como parte da sua tomada de decisão sobre o modo de nascimento após um parto por cesariana anterior. *MIDIRS Midwifery Digest*, *17*(2), 159-168.
Cruz, E., Guhleman, P., & Onheiber, P. M. (2008). Wisconsin Healthy Birth Outcomes: Minority Health Program Challenges and Contributions (Desafios e Contribuições do Programa de Saúde das Minorias). *Journal of Public Health Management and Practice*, *14*(6), S58-S64.
Cunningham, F. G., Leveno, K. J., Bloom, S. L., Hauth, J. C., Gilstrap, L. C., & Wenstrom, K. D. (2005).*Williams Obstetrics*, 22nd ed. Nova Iorque : McGrawHill.
Cunqueiro, M.J., Comeche, M.I., & Docampo, D. (2009). Childbirth Self-Efficacy Inventory: teste psicométrico da versão espanhola. *Journal of Advanced Nursing*, *65*(12), 2710-2718. doi: 10.1111/j.1365-2648.2009.05161.x
Davalos, D. B., Yadon, C. A., & Tregellas, H. C. (2012). Depressão materna pré-natal não tratada e os riscos potenciais para a prole: uma revisão. *Archives of women's mental health*, *15*(1), 1-14.
Declercq, E. R., Sakala, C., Corry, M. P., & Applebaum, S. (2006). *Listening to mothers, II: Report of the Second National U.S. Survey of women's childbearing experiences.*
Deneux-Tharaux, C., Carmona, E., Bouvier-Colle, M. H., & Breart, G. (2006). Postpartum maternal mortality and cesarean delivery (Mortalidade materna pós-parto e parto por cesariana). *Obstetrics & Gynecology*, *108*, 541-548.
De Paula Lima, E. D. R., Norman, E. M., & De Paula Lima, A. (2005). Tradução e adaptação do inventário da rede de apoio social no Brasil. *Revista de Enfermagem*, *37*(3), 258-260.
Deng, Wei, et al. (2014). Cesarean section in Shanghai: women's or healthcare provider's preferences? *BMC pregnancy and childbirth*, 14(1), 285.
Denollet, J., Schiffer, A. A., & Spek, V. (2010). A propensão geral para a angústia psicológica afecta os resultados cardiovasculares, evidências da investigação sobre o perfil de personalidade do Tipo D (angustiado). *Circulation: Cardiovascular Quality and Outcomes*, *3*(5), 546-557.
Dietz, H.P. (2005). Elective Cesarean Section- the Right Choice for Whom? *Current Women's Health Reviews*, *1*, 85-88.
Dietz, H. P. (2006). Trauma do pavimento pélvico após parto vaginal. *Current Opinion in Obstetrics and Gynecology*, *18*(5), 528-537.
Ejegard, H., Ryding, E.L., & Sjogren, B. (2008). Sexualidade após o parto com episiotomia: A long-term follow-up. *Obstetrics and Gynecology Investigation*, *66*, 1-7.
Epstein, A., Ketcham, J. D., & Nicholson, S. (2008). *Professional partnerships and matching in obstetrics* (No. w14070).National Bureau of Economic Research.
Eriksson, C., Westman, G., & Hamberg, K. (2006). Content of childbirth-related fear in Swedish women and men - analysis of an open-ended question. *Journal of Midwifery and Women's Health*, 51, 112-118
Essex, H. N., & Pickett, K. E. (2008). Mães sem companhia durante o parto: An analysis within the millennium cohort study. *Birth*, *35*(4), 266-276.
Ezegwui, H. & Nwogu-Ikojo, E. (2005). Trends in uterine rupture in Enugu, Nigeria (Tendências da rutura uterina em Enugu, Nigéria). *Journal of Obstetrics and Gynaecology*, 25 (3), 260-262.

Faisal, I., Matinnia, N., Hejar, A.R., & Khodakarami, Z. (2014). Por que razão as primigestas pedem uma cesariana numa gravidez normal? Um estudo qualitativo no Irão. *Midwifery*, 30, 227-233.
Frankfort-Nachmias,C. & Nachmias, D.C.(2008). Research methods in the social sciences (7th ed.). Nova Iorque, NY: Worth Publisher.
Friedlander, L. J., Reid, G. J., Shupak, N., & Cribbie, R. (2007). Social support, selfesteem, and stress as predictors of adjustment to university among first-year undergraduates. *Journal of College Student Development*, *48*(3), 259-274.
Friedman, H. S. (2008). The multiple linkages of personality and disease (As múltiplas ligações entre personalidade e doença). *Brain, behavior, and immunity*, *22*(5), 668-675.
Fuglenes, D., Aas, E., Botten, G., 0ian, P., & Kristiansen, I. S. (2011). Porque é que algumas mulheres grávidas preferem a cesariana? The influence of parity, delivery experiences, and fear. *American Journal of Obstetrics and Gynecology*, *205*(1), 45.e1-9.
Gaynes, B.N., et al. (2005). *Perinatal depression: prevalence, screening accuracy, and screening outcomes (Depressão perinatal: prevalência, precisão do rastreio e resultados do rastreio). Evidence report/technology assessment No. 119.* Agency for Healthcare Research and Quality, fevereiro de 2005 (AHRQ Publication No. 05-E006-2): p. 1-101.
Getahun, D., Oyelese, Y., Salihu, H. M., & Ananth, C. V. (2006).Previous cesarean delivery and risks of placenta previa and placental abruption. *Obstetrics & Gynecology*, *107*, 771-778.
Gezer, A., Sximsek, Y.O., & Altinok, T.A. (2007). Cesariana eletiva: Evolution of Obstetrician to Technician. *Birth*, *34*(4), 357-359.
Gibbons, L., Belizan, J. M., Lauer, J. A., Betran, A. P., Merialdi, M., & Althabe, F. (2012). Inequities in the use of cesarean section deliveries in the world. *American Journal of Obstetrics and Gynecology*, *206*(4), 331-e1.
Gibson, J., McKenzie-McHarg, K., Shakespeare, J., Price, J., & Gray, R. (2009).Uma revisão sistemática dos estudos de validação da Edinburgh Postnatal Depression Scale em mulheres no anteparto e no pós-parto. *Ata Psychiatrica Scandinavica*, *119*(5), 350-364.
Gigliotti, E. (2006). A confirmatory fator analysis of situation-specific Norbeck Social Support Questionnaire items. *Investigação em enfermagem*, *55*(3), 217-222.
Gilliam, M. L. (2006). Consequências para a reprodução. In: *Conferência de Estado da Ciência dos NIH: Cesarean Delivery on Maternal Request* (pp. 57-60). Washington, DC: Instituto Nacional de Saúde.
Gottlieb, B. H., & Bergen, A. E. (2010). Conceitos e medidas de apoio social. *Journal of psychosomatic research*, *69*(5), 511-520.
Grafton KV, Foster NE, & Wright CC (2005). Confiabilidade teste-reteste do ShortForm McGill Pain Questionnaire: avaliação dos coeficientes de correlação intraclasse e limites de concordância em pacientes com osteoartrite. *Clinical Journal of Pain*, *21*(1), 73-82.
Grogan, S. (2006). Body image and health contemporary perspectives (Imagem corporal e saúde: perspectivas contemporâneas). *Journal of health psychology*, *11*(4), 523-530.
Gungor, S., Baser, I., Ceyhan, T., Karasahin, E., & Kilic, S. (2008). Does mode of delivery affect sexual functioning of the man partner? *Journal of Sexual Medicine*, *5*, 155-163.
Gunning, M. (2008). Worry about worrying (Preocupar-se com a preocupação). *Psychologist*, *21*, 392-395.
Haber, M. G., Cohen, J. L., Lucas, T., & Baltes, B. B. (2007). The relationship between self-reported received and perceived social support: A meta-analytic review. *American Journal of Community Psychology*, *39*(1-2), 133-144.
Haines, H., Pallant, J.F., Karlstrom, A., Hildingsson, I. (2010). Comparação

transcultural dos níveis de medo relacionados com o parto numa amostra australiana e sueca. *Midwifery*, *27*(4), 560-567. doi:10.1016/j.midw.2010.05.004.
Hamilton, B. E., Martin, J. A., & Ventura, S. J. (2007). Births: Preliminary data for 2006. *National Vital Statistics Reports*, *56*(7), 1-11. Hyattsville, MD: Centro Nacional de Estatísticas de Saúde. Recuperado em 26 de agosto de 2008, de http://www.cdc.gov/nchs/data/nvsr/nvsr56/nvsr56_07.pdf
Hansen, A. K., Wisborg, K., Uldbjerg, N., & Henriksen, T. B. (2008). Risk of respiratory morbidity in term infants delivered by elective caesarean section: cohort study. *British Medical Journal*, *336*(7635), 85-87.
Hantoushzadeh, S., Shariat, M., Rahimi Foroushani, A., Ramezanzadeh, F., & Masoumi, M. (2008). Sexual satisfaction after child birth: Vaginal versus cesárea eletiva. *Tehran University Medical Journal*, *66*(12), 931935.
Hasson, D., & Arnetz, B. (2005). Validation and Findings Comparing VAS vs. Likert Scales for Psychosocial Measurements. *Revista Eletrónica Internacional de Educação para a Saúde*, *8*, 178-192.
Hauck, Y., Fenwick, J., Downie, J., & Butt, J. (2007). The influence of childbirth expectations on Western Australian women's perceptions of their birth experience. *Midwifery*, *23*(3), 235-247.
Hawker, G. A., Mian, S., Kendzerska, T., & French, M. (2011). Medidas da dor no adulto: Escala visual analógica para a dor (vas pain), escala de classificação numérica para a dor (nrs pain), questionário de dor de mcgill (mpq), questionário curto de dor de mcgill (sf-mpq), escala de grau de dor crónica (cpgs), escala curta de dor corporal (sf-36 bps) e medida de dor intermitente e constante da osteoartrite (icoap). *Arthritis Care & Research*, *63*(S11), S240-S252.
Hawkins, J. L. (2010). Epidural analgesia for labor and delivery. *New England Journal of Medicine*, *362*(16), 1503-10. doi:http://dx.doi.org/10.1056/NEJMct0909254
Henriksen, T. (2008). O feto macrossómico: um desafio na obstetrícia atual. *Ata Obstetricia et Gynecologica Scandinavica*, *87*(2), 134-145. doi: 10.1080/00016340801899289.
Hildingsson, I. (2008). Que influência têm as mulheres na Suécia sobre a cesariana? A follow-up study of women's preferences in early pregnancy. *Midwifery*, *24*, 46-54. doi:10.1016/j.midw.2006.07.007.
Hodnett, E. D., Gates, S., Hofmeyr, G. J., & Sakala, C. (2007). Continuous support for women during childbirth (Apoio contínuo para mulheres durante o parto). *Cochrane Database Syst Rev*, *3*(CD003766).
Hodnett, E. D., Gates, S., Hofmeyr, G. J., Sakala, C., & Weston, J. (2012). Apoio contínuo às mulheres durante o parto. *Base de dados Cochrane de revisões sistemáticas*, *2*(2), 1-17.doi: 10.1002/14651858.CD003766.pub3.
Hosseini, L., Iran-Pour, E., & Safarinejad, M. R. (2012). Sexual function of primiparous women after elective Cesarean section and normal vaginal delivery (Função sexual de mulheres primíparas após cesariana eletiva e parto vaginal normal). *Urology Journal*, *9*(2), 498-504. Obtido em http://search.proquest.com/docview /1022266778?accountid=14872
Hsu, C. Y., Lo, J. C., Chang, J. H., Chen, C. P., Yu, S., & Huang, F. Y. (2007). Cesarean births in Taiwan (Partos por cesariana em Taiwan). *International Journal of Gynecology & Obstetrics*, *96*(1), 57-61.
Hutton, E. K., & Kornelsen, J. (2012). Cesariana eletiva iniciada pela paciente de mulheres nulíparas na Colúmbia Britânica, Canadá*: Issues In Perinatal Care*, *39*(3), 175-182. doi:10.1111/j.1523-536X.2012.00546.x
Iliyasu, Z., Abubakar, I. S., Galadanci, H. S., & Aliyu, M. H. (2010). Preparação para o parto, preparação para complicações e participação dos pais nos cuidados de

maternidade numa comunidade do norte da Nigéria. *Revista Africana de Saúde Reprodutiva, 14*(1), 21-32.
Ingegerd Hildingsson, I. (2008). Que influência têm as mulheres na Suécia sobre a cesariana? Um estudo de acompanhamento das preferências das mulheres no início da gravidez. *Midwifery, 24*, 46-54. doi:10.1016/j.midw.2006.07.007
Ip, W.Y., Chan, D.S.K. & Chien, W.T. (2005).A versão chinesa do inventário de auto-eficácia no parto
. *Journal of Advanced Nursing, 51*, 625-633.
Ip, W., Chung, T.K.H., &Tang, C.S.K. (2008). The Chinese Childbirth Self-Efficacy Inventory: the development of a short form. *Journal of Clinical Nursing, 17*(3): 333-340. doi: 10.1111/j.1365-2702.2006.01919.x.
Ip, W. Y., & Martin, C. R. (2008). Does confidence in labor predict the occurrence of postnatal depression? *Journal of Reproductive and Infant Psychology, 26,* 270-271.
Ip, W. Y., Tang, C. S., & Goggins, W. B. (2009).Uma intervenção educacional para melhorar a capacidade das mulheres de lidar com o parto. *Journal of clinical nursing, 18*(15), 2125-2135.
Jacquemyn, Y., Michiels, I., & Martens, G. (2012). A indução electiva do trabalho de parto aumenta a taxa de cesariana em mulheres multíparas de baixo risco. *Journal of Obstetrics & Gynaecology, 32*(3), 257-259.
Jain, L., & Dudell, G. G. (2006). Respiratory transition in infants delivered by cesarean section (Transição respiratória em bebés nascidos de cesariana). *Seminários em Perinatologia, 30*, 296-304.
Jelovsek, J. E., Maher, C., & Barber, M. D. (2007). Pelvic organ prolapse (Prolapso de órgãos pélvicos). *The Lancet, 369*(9566), 1027-1038.
Jomeen, J., & Martin, C.R. (2005). Confirmação de um componente de ansiedade oculto na Escala de Depressão Pós-Natal de Edimburgo (EPDS) durante o início da gravidez. *Journal of Reproduction & Infant* Psychology, 23, 143-154.
Kalisch, R., Wiech, K., Critchley, H. D., & Dolan, R. J. (2006). Levels of appraisal: a medial prefrontal role in high-level appraisal of emotional material. *Neuroimage, 30*(4), 1458-1466.
Kassak, K.M., Ali, Abdallah, A.M. (2005). Optar por uma cesariana: What determines the decision? *Public Administration & Management,13*(3), 100-122.
Kawachi, I. (2006). Commentary: social capital and health: making the connections one step at a time. *Revista Internacional de Epidemiologia, 35*(4), 989-993.
Kawachi, I., Subramanian, S. V., & Kim, D. (2008). *Social capital and health* (pp. 1-26).Springer New York.
Keirse, M.J. (setembro de 2010). Elective Induction, Selective Deduction, and Cesarean Section (Indução eletiva, dedução seletiva e cesariana). *Birth, 37*(3), 252-256.
Khajehei, M., Ziyadlou, S., Safari Rad, M., Tabatabaee, H.R., & Kashefi, F. (2009).A Comparison of Sexual Outcomes in Primiparous Women Experiencing Vaginal and Caesarean Births. *Indian Journal of Community Medicine, 34*(2), 126-130.
Khan, A. & Zaman, S. (2010). Cost of vaginal delivery and Caesarean section at a tertiary level public hospital in Islamabad, Pakistan (Custo do parto vaginal e da cesariana num hospital público de nível terciário em Islamabad, Paquistão). *BMC Pregnancy and Childbirth,10(*2), 1-6. doi:10.1186/1471-2393-10-2.
Khorsandi, M., Ghofranipour, F., Faghihzadeh, S., Hidarnia, A., Bagheban, A.A., &Aguilar-Vafaie, M.E. (2008). Iranian version of Childbirth Self-Efficacy Inventory (Versão iraniana do Inventário de Auto-Eficácia no Parto). *Journal of Clinical Nursing,17*(21), 2846-55.
Klein, K., Worda, C., Leipold, H., Gruber, C., Peter Husslein, P., & Rene Wenzl, R. (2009). Does the Mode of Delivery Influence Sexual Function after Childbirth? *Journal of Women's Health, 18(*8), 1-10.doi: 10.1089 =jwh.2008.1198.

Kohler, H.-P., Behrman, J. R., & Watkins, S. C. (2007). Social networks and HIV/AIDS risk perceptions. *Demography*, *44*(1), 1-33.
Kolip, P & Buchter, R. (2009). Envolvimento de mães de primeira viagem com diferentes níveis de educação na tomada de decisão para o seu parto por cesariana planeada: satisfação da mulher com a informação dada por ginecologistas e parteiras. *Revista de Saúde Pública*, 17, 273-280.
Korukcu, O., Kukulu, K., & Firat, M.Z. (2012).A fiabilidade e validade da versão turca do Wijma Delivery Expectancy/Experience Questionnaire com mulheres grávidas.*Journal of Psychiatric and Mental Health Nursing*,*19*, 193-202.
Kukla, R., Kuppermann, M., Little, M., Lyerly, A.D., Mitchell, L.M., Armstrong, E.M., & Harris, L.(2009). Finding Autonomy in Birth.The Obstetrics and Gynecology Risk Research Group.*Bioethics*, *23*(1), 1-8. doi:10.1111/j.11400-8519.2008.00677.x.
Kvaal, K., Ulstein, I., Nordhus, I. H., & Engedal, K. (2005). The Spielberger state-trait anxiety inventory (STAI): a escala de estado na deteção de perturbações mentais em pacientes geriátricos. *Revista internacional de psiquiatria geriátrica*, *20*(7), 629-634.
Lally, J. E., Murtagh, M. J., Macphail, S., & Thomson, R. (2008). Mais esperança do que expetativa: A systematic review of women's expectations and experience of pain relief in labor. *BioMed Central Medicine*, *6(7)*, 1-10. Recuperado de http://www.biomedcentral.eom/1741-7015/6/7.
Larsson, C., Saltvedt, S., Wiklund, I., Pahlen, S., & Andolf, E. (2006). Estimativa de perda de sangue após cesariana e parto vaginal tem baixa validade com tendência ao exagero. *Ata Obstetricia et Gynecologia Scandinavica*, *85*, 1448-1452.
Lavender, T., Hofmeyr, G.J., Neilson, J.P., Kingdon, C., & Gyte, G.M.L. (2006). Cesarean section for non-medical reasons at term. Base de dados Cochrane de Revisões Sistemáticas, Edição 3. Art No. CD004660. doi: 10.1002/14651858. CD004660.pub.2.
Lavender, T., Hofmeyr, G. J., Neilson, J. P., Kingdon, C., & Gyte, G. M. (2012).Caesarean section for non-medical reasons at term. *Cochrane Database Syst Rev*, *3*(3).
Leone, T., Padmadas, S.S., & Matthews, Z. (2008).Factores comunitários que afectam o aumento das taxas de cesariana nos países em desenvolvimento: An analysis of six countries. *Social Science & Medicine*, *67*, 1236-1246. doi:10.1016/j.socscimed.2008.06.032.
Leung, K.Y., Ngai, C.S.W., Lee, A. et al. (2006). Os efeitos da ultrassonografia bidimensional versus ultrassonografia tridimensional em gestações com risco de anomalias fetais sobre a ansiedade materna: Um estudo randomizado. *Ultrassom em Obstetrícia e Ginecologia*, *28*,249-254.
Lin, H-C, & Xirasagar, S. (2005). Maternal age and the likelihood of a maternal request for cesarean delivery: A 5-year population-based study. *American Journal of Obstetrics and Gynecology*, *192*, 848-855.
Littleton, H. L., Bye, K., Buck, K., & Amacker, A. (2010). Psychosocial stress during pregnancy and perinatal outcomes: a meta-analytic review. *Journal of Psychosomatic Obstetrics & Gynecology*, *31*(4), 219-228.
Liu, S., Liston, R.M., Joseph, K.S., Heaman, M., Sauve, R., & Kramer, S.M. (2007).Maternal mortality and severe morbidity associated with low-risk planned cesarean delivery versus planned vaginal delivery at term. *Canadian Medical Association Journal*, *176*(4), 455-460. doi:10.1503/cmaj.060870.
Livermore, L.J., *&Cochrane*, R.M. (2006).Intervalo entre a decisão e o parto: um estudo retrospetivo de 1.000 cesarianas de emergência. *Journal of Obstetrics & Gynecology*, *26,* 307310.
Lobel, M. & DeLuca, R. S. (2007). Seqüelas psicossociais do parto cesáreo: Revisão e análise das suas causas e implicações. *Social Science and Medicine*, *64*(11), 2272-2284.

Lombaard, H& Pattinson, R. (2006). Rutura uterina: o caminho a seguir? *European Clinics in Obstetrics and Gynaecology*, 2, 131-138.
Lothian, J. A. (2008). The journey of becoming a mother. *Journal of Perinatal Education, 17,* 43-47.
Loto, O., Adewuya, A., Ajenifuja, O., Orji, E., Owolabi, A., & Ogunniyi, S. (2009). O efeito da cesariana na autoestima das mulheres primíparas no sudoeste da Nigéria: Um estudo de caso-controlo. *Journal Of Maternal-Fetal & Neonatal Medicine, 22*(9), 765-769. doi:10.3109/14767050902801660
Lowe, N.K. (2007). Confiança materna para o parto: Development of the childbirth self-efficacy inventory. *Research in Nursing & Health, 16*(2), 141-149. doi: 10.1002/nur.4770160209.
Lucas, R. E., Diener, E., & Larsen, R. J. (2009).Measuring positive emotions. Em *Assessing Well-Being* (pp. 139-155). Springer Netherlands.
Lurie, S., Aizenberg, M., Sulema, V., Boaz, M., Kovo, M., Golan, A., & Sadan, O. (2013). Função sexual após o parto de acordo com o modo de parto: um estudo prospetivo. *Arquivos de ginecologia e obstetrícia, 288*(4), 785-792.
Lyndon, A., Zlatnik, M. G., & Wachter, R. M. (2011). Effective physician-nurse communication: a patient safety essential for labor and delivery. *American journal of obstetrics and gynecology, 205*(2), 91-96.
McClure, E.M., Goldenberg, R.L., Bann, C.M. (2007). Maternal mortality, stillbirth and measures of obstetric care in developing and developed countries (Mortalidade materna, nados-mortos e medidas de cuidados obstétricos em países desenvolvidos e em desenvolvimento).
International Journal of Gynaecology and Obstetrics, 96(2), 139-146.
McCourt, C., Weaver, J., Statham, H., Beake, S., Gamble, J. e Creedy, D. K. (2007), Elective Cesarean Section and Decision Making: A Critical Review of the Literature. *Birth*, 34:65-79. doi:10.1111/j.1523-536X.2006.00147.x
McDonagh, L. K., Morrison, T. G., & McGuire, B. E. (2008). The naked truth: Development of a scale designed to measure male body image selfconsciousness during physical intimacy. *The Journal of Men's Studies, 16*(3), 253-265.
MacDorman, M. F., Declercq, E., Menacker, F., & Malloy, M. H. (2006).Mortalidade infantil e neonatal em cesarianas primárias e partos vaginais de mulheres "sem risco indicado", Estados Unidos, 1998 - 2001 Birth Cohorts. *Birth, 33,* 175 - 182.
MacDorman, M. F., Menacker, F., & Declercq, E. (2008). Cesarean birth in the United States: epidemiology, trends, and outcomes (Parto por cesariana nos Estados Unidos: epidemiologia, tendências e resultados). *Clinics in Perinatology, 35*(2), 293-307.
Magann, E.F., Evans, S., Hutchinson, M., Collins R., Lanneau, G., & Morrison, J. (2005). Hemorragia pós-parto após parto por cesariana: uma análise dos factores de risco. *Southern Medical Journal, 98*(7), 681-685.
Mander, R. (2007).*Cesariana. Just another way of birth?* Routledge, Wolverhampton. SSBN-10: 0415401364.
McKenzie, J.F., Neiger, B.L., & Thackeray, R. (2009). Planning, implementing, and evaluating health promotion programs: A primer. (5th Ed.). São Francisco: Pearson Benjamin Cumming.
Meikle, S.F., Steiner, C.A., Zhang, J., &Lawrence, W.L. (2005). A national estimate of the elective primary cesarean delivery rate. *Obstetrics and Gynecology, 105*(4), 751-756.
Menacker, F. (2005). Trends in cesarean rates for first births and repeat cesarean rates for low-risk women: Estados Unidos, 1990-2003. *National Vital Statistics Reports, 54*(4), 1-8.
Miesnik, S.R., & Reale, B.J. (2007).A Review of Issues Surrounding Medically Elective Cesarean Delivery. *Journal of Obstetric, Gynecologic & Neonatal*

Nursing,36(6), 605-615. doi: 10.1111/J.1552-6909.2007.00196.x.
Moalem, S., & Prince, J. (2007). *Survival of the Sickest (Sobrevivência dos mais doentes): The surprising connections between disease and longevity*. Harper Collins Publishers. Londres. ISBN 006-088965-9.
Montano, D. E., & Kasprzyk, D. (2008). Teoria da ação racional, teoria do comportamento planeado e o modelo comportamental integrado. *Health behavior and health education: Theory, research, and practice*, *4*, 67-95.
Montazeri, A., Torkan, B., & Omidvari, S. (2007). The Edinburgh Postnatal Depression Scale (EPDS): estudo de tradução e validação da versão iraniana. *BioMed Central (BMC) Psychiatry*, *7(*11), 1-6. doi: 10.1186/1471- 244X-7-11.
Moore, S., Shiell, A., Hawe, P., & Haines, V. A. (2005). The privileging of communitarian ideas: citation practices and the translation of social capital into public health research. *American journal of public health*, *95*(8), 1330.
Morrison, K. R., Doss, B. D., & Perez, M. (2009). Imagem corporal e alimentação desordenada em relacionamentos românticos. *Journal of Social and Clinical Psychology*, *28*(3),
281-306.
Mullen, S. P., Gothe, N. P., & McAuley, E. (2013).Avaliação da estrutura fatorial da Escala de Autoestima de Rosenberg em adultos mais velhos. *Personalidade e diferenças individuais*, *54*(2), 153-157.
Mullick, S., Kunene, B., & Wanjiru, M. (2005). Involving men in maternity care: health service delivery issues. *Agenda Special Focus*, *6,* 124-135.
Munro, S., Kornelson, J., & Hutton, E. (2009). Decision making in patient-initiated elective caesarean delivery: The influence of birth stories. *Journal of Midwifery and Women's Health*, *54*(5), 373-379.
Nakigudde, J.; Musisi, S., Ehnvall, A., Airaksinen, E., & Agren, H (2009).Adaptação da escala multidimensional de apoio social percebido num contexto ugandês. *Ciências da Saúde em África*, *9*(S), 35-41.
Instituto Nacional de Saúde (NIH). [2006]. *Declaração da conferência sobre o estado da ciência: Cesarean delivery on maternal request*. Obtido em 5 de novembro de 2006, em http://consensus.nih.gov/2006/CesareanStatement Final053106.pdf.
Nerum, H., Halvorsen, L., Sorlie, T., & Oian, P. (2006). Maternal request for Cesarean section due to fear of birth: Can it be changed through crisis-oriented counseling? *Birth*, *33*, 221-228.
NIH (2006). Declaração da Conferência sobre o Estado da Ciência. Cesarean Delivery on Maternal Request (Parto por cesariana a pedido da mãe). *Obstetrics and Gynecology,107* (6), 1386-1397.
doi:10.1097/00006250-200606000-00027.
Nilsson, C. & Lundgren, I. (2009). A experiência vivida pelas mulheres do medo no parto.
Midwifery, 25, e1-e9.
Nilsson, C., Lundgren, I., Karlstrom, A., & Hildingsson, I. (2012). Medo auto-relatado do parto e sua associação com a experiência de parto e o modo de parto das mulheres: Um estudo longitudinal de base populacional. *Women and Birth*, *25*(3), 114-121.
Nilstun, T., Habiba, M., Lingman, G., Saracci, R., Da Frè, M., & Cuttini, M. (2008). Parto por cesariana a pedido da mãe: Poderá o problema ético ser resolvido pela abordagem baseada em princípios? *BMC medical ethics*, *9*(11), 1-8.
Onah, H.E., Ikeako, L.C., Iloabachie, G.C. (2006). Factores associados à utilização dos serviços de maternidade em Enugu, no sudeste da Nigéria. *Social Science & Medicine*, *63*, 1870-1878.
O'Reilly, A., Choby, D., Séjourné, N., & Callahan, S. (2014). Sentimentos de controlo, auto-aceitação incondicional e autoestima materna em mulheres que deram à luz por

cesariana. *Journal Of Reproductive & Infant Psychology*, *32*(4), 355-365. doi:10.1080/02646838.2014.930111

Oyelese, Y., & Smulian, J. C. (2006). Placenta Previa, Placenta Accreta, and Vasa Previa. *Obstetrics & Gynecology*, *107*(4), 927-941. doi: 10.1097/01.AOG.0000207559.15715.98.

Pakenham, S., Chamberlain, S.M., & Smith, G.N. (2006). Women's views on elective primary caesarean section. *Journal of Obstetrics and Gynaecology, Canadá*, *28*, 1089-1094.

Pandey, R., & Saxena, P. (2012).Validação da Dimensionalidade da Intensidade dos Afectos usando a Versão Hindi da Escala de Intensidade Emocional. *Europe's Journal of Psychology*, 8(1), 139-158. doi:http://dx.doi.org/10.5964/ejop.v8i1.302.

Pang, M.W., Lee, T.S., Leung, A.K., Leung, T.Y., Lau, T.K., & Leung, T.N. A longitudinal observational study of preference for elective caesarean section among nulliparous Hong Kong Chinese women. *British Journal of Obstetrics and Gynecology*, *114*, 623-629.

Pang, M.W., Leung, T.N., Lau, T.K., & Hang Chung, T.K. (2008). Impact of first childbirth on changes in women's preference for mode of delivery: Followup of a longitudinal observational study. *Birth*, *35*(2), 121-127.

Pauls, R. N. (2010). Impacto da cirurgia ginecológica na função sexual feminina. *Revista internacional de investigação da impotência*, *22*(2), 105-114.

Radestad, I., Olsson, A., Nissen, E., & Rubertsson, C. (2008). Lágrimas na vagina, períneo, esfíncter e reto e primeiras relações sexuais após o parto: A nationwide follow-up. *Birth*,*35*, 98-106.

Rao, A., Celik, E., Poggi, S., Poon, L., & Nicolaides, K. H. (2008). Cervical length and maternal factors in expectantly managed prolonged pregnancy: prediction of onset of labor and mode of delivery. *Ultrasound in Obstetrics & Gynecology*, *32*(5), 646-651.

Ricart, W., López, J., Mozas, J., Pericot, A., Sancho, M.A., González, N., Balsells, M. et al. (2005). O índice de massa corporal tem um maior impacto nos resultados da gravidez do que a hiperglicemia gestacional. *Diabetologia*, *48*, 1736-1742. doi 10.1007/s00125-005-1877-1.

Rimer, B.K., & Glanz, K. (2005).*Theory at a glance: Um guia para práticas de promoção da saúde* (2nded.). Washington DC: Instituto Nacional do Cancro.

Riordan, J., & Hoover, K. (2005). Cuidados perinatais e intraparto. Em J. Riordan (Ed.), *Breastfeeding and human lactation* (amamentação *e lactação humana*) (p. 18). Sudbury, MA: Jones and Bartlett.

Robson, M., Hartigan, L., & Murphy, M. (2013). Methods of achieving and maintaining an appropriate caesarean section rate. *Best Practice & Research Clinical Obstetrics & Gynaecology*, *27*(2), 297-308.

Robson, S., Carey, A., Mishra, R., & Dear, K. (2008). Parto por cesariana electiva a pedido da mãe: Um estudo preliminar das motivações que influenciam a tomada de decisão das mulheres. *Australian and New Zealand Journal of Obstetrics and Gynaecology*, *48*(4), 415-420.

Robson, S.J., Tan, W.S., Adebayo Adeyemi, A., & Keith, B. G. (2009). Estimating the rate of cesarean section by maternal request: Anonymous survey of obstetricians in Australia. *Birth*, *36*(3), 208-212.

Rockhill, C. M., Stoep, A. V., McCauley, E., & Katon, W. J. (2009). Social Competence and Social Support as Mediators between Comorbid Depressive and Conduct Problems and Functional Outcomes in Middle School Students [Competência Social e Apoio Social como Mediadores entre Problemas Depressivos e de Conduta Comórbidos e Resultados Funcionais em Alunos do Ensino Secundário]. *Journal ofAdolescence*, *32*(3), 535-553. doi:10.1016/j.adolescence.2008.06.011

Rogers, R. G., & Leeman, L. L. (2007).Postpartum genitourinary changes. *Urologic Clinics of North America*, *34*, 13-21.
Roman, H., Carayol, M., Watier, L., Le Ray, C., Breart, G., & Goffinet, F. (2008).Parto vaginal planeado de fetos em apresentação pélvica a termo: Determinantes pré-natais preditivos de risco elevado de parto por cesariana durante o trabalho de parto. *European Journal of Obstetrics & Gynecology and Reproductive Biology*, *138*(1), 14-22. doi:10.1016/j.ejogrb.2007.06.019.
Ronsmans, C., Holtz, S., & Stanton, C. (2006). Socioeconomic differentials in caesarean rates in developing countries: a retrospective analysis (Diferenças socioeconómicas nas taxas de cesariana nos países em desenvolvimento: uma análise retrospetiva). *The Lancet*, *368*(9546), 1516-1523.
Roth, M., Decker, O., Herzberg, P. Y., & Brahler, E. (2008). Dimensionality and norms of the Rosenberg Self-Esteem Scale in a German general population sample. *European Journal of Psychological Assessment*, *24*(3), 190.
Rouhe, H., Salmela-Aro, K., Halmesmaki, E., & Saisto, T. (2009). Fear of childbirth according to parity, gestational age, and obstetric history (Medo do parto de acordo com a paridade, a idade gestacional e a história obstétrica). *British Journal of Obstetrics & Gynaecology*, *116*(1), 67-73.
Rouhe, H., Salmela-Aro, K., Toivanen, R., Tokola, M., Halmesmaki, E., & Saisto, T. (2013). Resultado obstétrico após intervenção para o medo grave do parto em mulheres nulíparas - ensaio randomizado. *BJOG: An International Journal of Obstetrics and Gynaecology*, *120*(1), 75-84. doi:10.1111/1471-0528.12011
Rouse, D. J., MacPherson, C., Landon, M., Varner, M. W., Leveno, K. J., Moawad, A. H., Mercer, B. M. (2006). Transfusão de sangue e parto por cesariana. *Obstetrics & Gynecology*, *108*(4), 891-897.
Ryding, E. L., Wirfelt, E., Wangborg, I. B., Sjogren, B. & Edman, G. (2007). Personality and fear of childbirth (Personalidade e medo do parto). *Ata Obstetrica et Gynecologica Scandinavica*, *86*(7), 814-820.
Sakala, C., & Mayberry, L. J. (2006). Parto vaginal ou cesárea: Application of an advocacy organizational-driven research translational model. *Investigação em Enfermagem*, *55*(2), S68-S74.
Schembri, C., & Evans, L. (2008). Processos de relacionamento adversos: As tentativas das mulheres com sintomas de bulimia nervosa para se adaptarem ao ideal percebido dos parceiros íntimos. *European Eating Disorders Review*, *16*, 59-66.
Schimmack, U. (2007). Questões metodológicas na avaliação da componente afectiva do bem-estar subjetivo. *Oxford handbook of methods in positive psychology*, 96-110.
Schmitt, D. P., & Allik, J. (2005). Administração simultânea da Escala de Auto-Estima de Rosenberg em 53 países: Exploring the universal and culture-specific features of global self-esteem. *Journal of Personality & Social Psychology*, *89*, 623-642.
Scioscia, M., Vimercati, A., Cito, L., Chironna, E., Scattarella, D., &Selvaggi, L. E. . Determinantes sociais do aumento da taxa de cesarianas em Itália. *Minerva Ginecologica*, *60*(2), 115-20.
Sergeku§, P., & Okumus, H. (2009). Fears associated with childbirth among nulliparous women in Turkey (Medos associados ao parto em mulheres nulíparas na Turquia). *Midwifery*, *25*(2), 155-162.
Sheets Jr, R. L., & Mohr, J. J. (2009).Apoio social percebido de amigos e familiares e funcionamento psicossocial em estudantes universitários jovens adultos bissexuais. *Journal of Counseling Psychology*, *56*(1), 152-163. doi:10.1037/0022- 0167.56.1.152.
Sher, L. (2005). Personalidade tipo D: o coração, o stress e o cortisol. *Qjm*, *98*(5), 323329.
Simkin, P. (2011). Pain, Suffering, and Trauma in Labor and Prevention of Subsequent Posttraumatic Stress Disorder [Dor, Sofrimento e Trauma no Trabalho de Parto e

Prevenção do Transtorno de Stress Pós-Traumático Subsequente]. *The Journal of Perinatal Education*, *20*(3), 166-176. doi:10.1891/1058-1243.20.3.166
Sindhu, B. S., Shechtman, O., & Tuckey, L. (2011). Validade, fiabilidade e capacidade de resposta de uma versão digital da escala visual analógica. *Journal of Hand Therapy*, *24*(4), 356-364.
Smith, G. C., Cordeaux, Y., White, I. R., Pasupathy, D., Missfelder-Lobos, H., Pell, J. P., & Fleming, M. (2008). The effect of delaying childbirth on primary cesarean section rates. *PLoS medicine*, *5*(7), e144, 1123-1132
Snowden, A., Martin, C., Jomeen, J., & Martin, C. H. (2011). Concurrent analysis of choice and control in childbirth (Análise simultânea da escolha e do controlo no parto). *BMC pregnancy and childbirth*, *11*(1), 40.
Solhan, M. B., Trull, T. J., Jahng, S., & Wood, P. K. (2009). Avaliação clínica da instabilidade afectiva: Comparação de índices EMA, relatórios de questionários e recordação retrospetiva. *Psychological Assessment*, *21*(3), 425.
Stamer, U. M., Wiese, R., Stüber, F., Wulf, H., & Meuser, T. (2005). Change in anesthetic practice for Caesarean section in Germany (Mudança na prática anestésica para cesariana na Alemanha). *Ata anaesthesiologica scandinavica*, *49*(2), 170-176.
Stanton, C. K., & Holtz, S. A. (2006). Levels and trends in cesarean birth in the developing world. *Studies in Family Planning*, *37*(1), 41-48.
Steptoe, L., Lindsay, W. R., Forrest, D., & Power, M. (2006). Qualidade de vida e relações em agressores sexuais com deficiência intelectual. *Journal of Intellectual and Developmental Disability*, *31*(1), 13-19.
Sufang, G., Padmadas, S., Fengmin, Z., Brown, J., & Stones, R. (2007). Configurações do parto e taxas de cesariana na China. *Boletim da Organização Mundial de Saúde*, *85*(10), 733-820.
Sword, W., Kurtz Landy, C., Thabane, L., Watt, S., Krueger, P., Farine, D., & Foster, G. (2011). O modo de parto está associado à depressão pós-parto às 6 semanas: um estudo de coorte prospetivo. *BJOG: An International Journal of Obstetrics & Gynaecology*, *118*(8), 966-977.
Sydsjo, G., Sydsjo, A., Gunnervik, C., Bladh, M., & Josefsson, A. (2012). Resultado obstétrico para mulheres que receberam tratamento individualizado para o medo do parto durante a gravidez. *Ata Obstetricia Et Gynecologica Scandinavica*, *91*(1), 44-49. doi:10.1111/j.1600-0412.2011.01242.x
Tang, S., Li, X., & Wu, Z. (2006). Rising cesarean delivery rate in primiparous women in urban China: evidence from three nationwide household health surveys. *American journal of obstetrics and gynecology*, *195*(6), 1527-1532.
Ter Kuile, M. M., Brauer, M., & Laan, E. (2006). The female sexual function index (FSFI) and the female sexual distress scale (FSDS): psychometric properties within a Dutch population. *Journal of sex & marital therapy*, *32*(4), 289-304.
A Equipa Padrão. (2008, 24 de outubro). Quando custa Sh400.000 para dar à luz. *Standard Digital News.* Recuperado de http://www.standardmedia.co.ke
Thompson, H. (2010). Cesariana a pedido da mãe: A literature review. *British Journal of Midwifery*, *18*(8), 484-490.
Tillett, J. N. D. (2005). O parto por cesariana electiva deve ser uma opção aceite pelas mulheres? *Enfermagem Perinatal e Neonatal*, *19*, 4-6.
Todman, D. (2007). A history of caesarean section: from ancient world to the modern era (Uma história da cesariana: do mundo antigo à era moderna). *Australian and New Zealand Journal of Obstetrics and Gynaecology*, *47*(5), 357-361.
Toohill, J., Fenwick, J., Gamble, J., Creedy, D. K., Buist, A., Turkstra, E., & Ryding, E. L. (2014). Um ensaio controlado randomizado de uma intervenção de psicoeducação por parteiras na redução do medo do parto em mulheres grávidas. *Birth*, *41*(4), 384-394.
Tschudin, S., Alder, J., Hendriksen, S., Bitzer, J., Popp, K.A., Zanetti, & R.,

.Geissbühler, V. (2009). A perceção das mulheres grávidas sobre a cesariana a pedido. *Journal of Perinatal Medicine*, *37*, 251-256. doi 10.1515/JPM.2009.042.
Turner, C. E., Young, J. M., Solomon, M. J., Ludlow, J., & Benness, C. (2009). Incidência e etiologia da disfunção do pavimento pélvico e modo de parto: uma visão geral. *Diseases of the Colon & Rectum*, *52*(6), 1186-1195.
Umezurike, C. C. & Nkwocha, G. C. (2007). Placenta acreta em Aba, Sudeste da Nigéria. *Jornal Nigeriano de Medicina*, 37, 109-111.
van Dongen, P. W. (2009). Cesariana - etimologia e história inicial: revisão. *South African Journal of Obstetrics and Gynaecology*, *15*(2), 62-66.
van Eijk, A. M., Lindblade, K. A., Odhiambo, F., Peterson, E., Sikuku, E., Ayisi, J. G., Laurence Slutsker, L. (2008). Questões de saúde reprodutiva na zona rural do Quénia Ocidental. *Saúde Reprodutiva*, *5*, 1.doi:10.1186/1742-4755-5-1.
Verduyn, P., Van Mechelen, I., Tuerlinckx, F., Meers, K., & Van Coillie, H. (2009). Intensity profiles of emotional experience over time (Perfis de intensidade da experiência emocional ao longo do tempo). *Cognition and Emotion*, *23*(7), 1427-1443.
Verit, F. F., & Verit, A. (2007).Validação do índice de função sexual feminina em mulheres com dor pélvica crónica. *The journal of sexual medicine*, *4*(6), 16351641.
Villar, J., Valladares, E., Wojdyla, D., Zavaleta, N., Carroli, G., Velazco, A. et al. (2006). Taxas de partos por cesariana e resultados da gravidez: The 2005 WHO global survey on maternal and perinatal health in Latin America. *Lancet*, *367*, 1819-1829.
Vivilaki, V. G., Dafermos, V., Kogevinas, M., Bitsios, P., & Lionis, C. (2009). A Escala de Depressão Pós-Natal de Edimburgo: Tradução e validação para uma amostra grega. *BMC Public Health*, *9*(329), 1-11. doi: 10.1186/1471-2458-9-329.
Vogel, D. L., Wester, S. R., Wei, M., & Boysen, G. A. (2005).The Role of Outcome Expectations and Attitudes on Decisions to Seek Professional Help. *Journal of Counseling Psychology*, *52*(4), 459-470.
Vrouenraets, F. P. J. M., Roumen, F. J. M. E., Dehing, C. J. G., van den Akker, E. S. A., Aarts, M. J. B., & Scheve, E. J. T. (2005). Bishop score and risk of cesarean delivery after induction of labor in nulliparous women. *Obstetrics and Gynecology*, *105*(4):690-697.
doi:10.1097/01.AOG.0000152338.76759.38.
Waldenstrom, U., Hildingsson, I., & Ryding, E.L. (2006). Antenatal fear of childbirth and its association with subsequent cesarean section and experience of childbirth.*BJOG: An International Journal of Obstetrics & Gynaecology*, 113, 638-646.
Walsh, J. A. (2008). Evolution and the cesarean section rate (Evolução e taxa de cesarianas). *The American Biology Teacher*,*70* (7), 401-404. doi:10.1662/0002-7685(2008)70[401:ETCSR]2.0.CO;2.
Wanyonyi, S., Sequeira, E., & Obura, T. (2006). Taxas de cesarianas e resultados perinatais no Hospital Universitário Aga Khan, Nairobi. *Hospital Universitário de Aga Khan, Nairobi.*
Journal, *83*(12), 651-658.
Wax, J. R., Cartin, A., Pinette, M. G., & Blackstone, J. (2005). Escolha da paciente para a cesariana: The Maine experience. *Birth*, *32*, 203-206. doi: 10.1111/j.1523-536X.2005.370_1.x.
Weaver, A., & Byers, S. (2006). The relationships among body image, body mass index, exercise & sexual functioning in heterosexual women (As relações entre imagem corporal, índice de massa corporal, exercício e funcionamento sexual em mulheres heterossexuais). *Psychology of Women Quarterly*, *30*, 333-339.
Weaver, J., & Statham, H. (2005). Wanting a cesarean section: The decision process. *British Journal of Midwifery*,*13*(6), 370-373.
Weaver, J., Statham, H., & Richards, M. (2007). Are there "unnecessary" cesarean

sections? Percepções de mulheres e obstetras sobre cesarianas por indicações não clínicas. *Birth*, *34*(1), 32-41. doi:10.1111/j.1523- 536X.2006.00144.x.
Wiech, K., & Tracey, I. (2009). A influência das emoções negativas na dor: efeitos comportamentais e mecanismos neurais. *Neuroimage*, *47*(3), 987-994.
Williamson, A., & Hoggart, B. (2005). Pain: a review of three commonly used pain rating scales. *Journal of clinical nursing*, *14*(7), 798-804.
Wittman, A. B., & Wall, L. L. (2007). The evolutionary origins of obstructed labor: bipedalism, encephalization, and the human obstetric dilemma. *Obstetrical & gynecological survey*, *62*(11), 739-748.
Organização Mundial de Saúde (2005). *Maternal, newborn and under-five child health in the South-East Asia region*. Delhi, Índia: OMS, Gabinete Regional para a Sudeste Asiático.
Organização Mundial de Saúde (2007). Perfil do país no Quénia. Secção cesariana. Departamento de Tornar a Gravidez Mais Segura, Organização Mundial de Saúde. Obtido de
http://www.who.int/making_pregnancy_safer/countries/ken.pdf.
Wiklund, I., Edman, G., & Andolf, E. (2007). Cesarean section on maternal request: Razões para o pedido, autoavaliação do estado de saúde, expectativas, experiência de parto e sinais de depressão entre mães de primeira viagem. *Ata Obstetricia et Gynecologica Scandinavica*, *86*(4), 451-456.
doi:10.1080/00016340701217913.
Wiklund I., Edman G., Larsson C. & Andolf E. (2006).Personalidade e modo de parto.*Ata Obstetrica et Gynecologica Scandinavica*, *85*(10), 1225-1230.
Wiklund, I., Edman, G., Larsson, C. & Andolf, E. (2009). First-time mothers and changes in personality in relation to mode of delivery. *Journal of Advanced Nursing*, *65*(8), 1636-1644. doi: 10.1111/j.1365-2648.2009.05018.x.
Williamson, A., & Hoggart, B. (2005). Pain: A review of three commonly used pain rating scales. *Journal of Clinical Nursing*, *14*(7), 798- 804.doi:10.1111/j.1365-2702.2005.01121.x
Wilson, B.L., Effken, J., Faan, F., & Butler, R. J. (2010). The relationship between Cesarean section and labor induction. *Journal of Nursing Scholarship*, *42*(2), 130-138. doi: 10.1111/j.1547-5069.2010.01346.x.
Wu, S., Kocherginsky, M., & Hibbard, J. U. (2005). Abnormal placentation: Twentyyear analysis. *American Journal of Obstetrics & Gynecology*, *192*, 14581461.
Yakut, Y., Yakut, E., Bayar, K., & Uygur, F. (2007). Fiabilidade e validade da versão turca do questionário de dor McGill de forma curta em doentes com artrite reumatoide. *Clinical Rheumatology*, *26*, 1083-1087.
Yeniel, A. O., & Petri, E. (2014). Gravidez, parto e função sexual: percepções e factos. *International Urogynecology Journal*, *25*(1), 5-14.
Zhang, J., Liu, Y., Meikle, S., Zheng, J., Sun, W., &Li, Z.(2008). Cesarean delivery on maternal request in southeast China (Parto cesáreo a pedido da mãe no sudeste da China). *Obstetrics and Gynecology*, *111*(5), 1077-1082.
Zhang, J., Troendle, J., Reddy, U., Laughon, S., Branch, D., Burkman, R., Hatjis, C. (2010). Contemporary cesarean delivery practice in the United States (Prática contemporânea de parto por cesariana nos Estados Unidos).
American Journal of Obstetrics and Gynecology, *204*(4), 326.e1-326.e10. doi:10.1016/j.ajog.2010.06.058.
Zijlstra, T., Taal, E., Van de Laar, M., & Rasker, J. (2007). Validação de uma tradução holandesa do Questionário de Impacto da Fibromialgia. *Rheumatology*, 46, 131-134
Zinke, J. L., Lam, C. S., Harden, R. N., &Fogg, L. (2010). Examinando a validade transcultural do Questionário de Dor McGill de forma curta em inglês usando a metodologia de regressão moderada combinada. *Clinical Journal of Pain*,*26*(2), 153-

162.
Zweifler, J., Garza, A., Hughes, S., Stanich, M. A., Hierholzer, A., & Lau, M. (2006). Parto vaginal após cesariana na Califórnia: Before and after a change in guidelines. *Annals of Family Medicine*, *4*(3), 228-234.

Apêndice : Formulário de consentimento

Está convidada a participar num estudo de investigação sobre os *factores que contribuem para a decisão das mulheres de optarem por partos por cesariana sem indicação médica.* O investigador está a convidar mulheres adultas grávidas (18-49 anos de idade) que estejam no 3rd trimestre (até 3 meses antes do parto), que frequentem a clínica pré-natal e que tenham o parto marcado neste hospital, e que saibam ler e escrever, a participar no estudo. Este formulário faz parte de um processo denominado "consentimento informado", que lhe permite compreender este estudo antes de decidir se quer participar.

Este estudo está a ser conduzido por um investigador chamado Tom Oguta, que é estudante de doutoramento em saúde pública.

Informações de base:

O objetivo deste estudo é examinar os factores psicossociais que determinam a escolha do modo de parto por parte das mulheres e a força com que estes factores predizem se uma mulher pede ou não para ser submetida a uma operação de cesariana.

Método/procedimento:

Se concordar em participar neste estudo, ser-lhe-á pedido que

- fazer uma entrevista de 45 minutos, respondendo a um questionário estruturado composto por dez escalas psicossociais, numa das consultas pré-natais antes do parto
- fornecer informações sobre o seu modo de parto efetivo na sua consulta pós-natal das 6th semanas

A equipa de investigação é composta pelas seguintes pessoas:

- Tom Oguta - o investigador principal
- Koigi Kamau - Supervisor local, Universidade de Nairobi
- Prof. Cassandra Arroyo - Presidente do Comité / Supervisor, Walden University
- Dr. Rodney Lemery - Membro do Comité /Supervisor, Walden University

Natureza voluntária do estudo:

Este estudo é voluntário. Todos respeitarão a sua decisão de participar ou não no estudo. Ninguém no Kenyatta National Hospital/Pumwani Maternity Hospital a tratará de forma diferente se decidir não participar no estudo. Se decidir participar no estudo agora, pode mudar de ideias mais tarde. Pode parar em qualquer altura.

Riscos e benefícios de participar no estudo:

A participação neste tipo de estudo implica um certo risco de pequenos desconfortos que podem ocorrer na vida quotidiana, como a fadiga ou o aborrecimento devido ao tempo adicional sacrificado para responder à entrevista, que durará cerca de uma hora; a divulgação de informações confidenciais, como registos escolares, obstétricos e médicos; e a resposta a perguntas sobre a função sexual e o apoio social que toca as relações com o parceiro. A participação neste estudo não constituiria um risco para a sua segurança ou bem-estar. Ao participar neste estudo, terá a oportunidade de ter um maior contacto social e de partilhar a sua experiência com a equipa de investigação, de obter encaminhamento para aconselhamento obstétrico adicional, se necessário, e de aprender mais através de perguntas sobre o tema da cesariana.

Remuneração:

Será dado um reembolso de 300 xelins quenianos (~ USD $3,5) a todos os participantes que participarem na entrevista, a título de compensação pelo transporte ou de vale de transporte aéreo após a sessão de entrevista. Não serão efectuados quaisquer outros pagamentos, presentes de agradecimento ou reembolsos aos participantes pela sua participação no estudo.

Privacidade:

Todas as informações que fornecer serão mantidas confidenciais. O investigador não utilizará as suas informações pessoais para fins alheios a este projeto de investigação. Além disso, o investigador não incluirá o seu nome ou qualquer outra coisa que o possa identificar nos relatórios do estudo. Os dados serão mantidos em segurança, retirando qualquer informação de perfil pessoal, como o nome ou detalhes de contacto, do ficheiro de dados, mantendo os dados num PC protegido por palavra-passe, com uma palavra-passe autorizada apenas para o investigador, e assegurando a cópia de segurança dos dados em USB e CD encriptados. Os questionários e os dados de cópia de segurança serão guardados num cofre na sala de estudo do investigador durante um período de pelo menos 5 anos, conforme exigido pela universidade.

Contactos e perguntas:

Pode colocar as suas perguntas agora. Ou, se tiver dúvidas mais tarde, pode contactar o investigador através do número de telefone 0722 392499 e/ou do endereço de correio eletrónico tom.oguta@waldenu.edu. Se quiser falar em privado sobre os seus direitos como participante, pode enviar um e-mail ou telefonar para o Prof. M.L. Chindia, o Secretário KNH/UoN ERC em uonknh_erc@uonbi.ac.ke; Tel: +254-020-2726300, extensão 44355. O número de aprovação do Comité de Revisão Ética da Investigação (ERRC) para este estudo é P507/10/2013 e expira a 17 de fevereiro de 2015.

O investigador entregar-lhe-á uma cópia deste formulário para o guardar.

Declaração de consentimento:

Li as informações acima e considero que compreendo o estudo suficientemente bem para tomar uma decisão sobre a minha participação. Ao assinar abaixo, compreendo que estou a concordar com os termos descritos acima.

Nome em letra de imprensa do participante: ______________________________

Data de autorização: ______________________________

Assinatura do participante: ______________________________

Assinatura do investigador: ______________________________

Acordo de confidencialidade

Nome do assistente de investigação: ______________________________

No decurso da minha atividade de recolha de dados para esta investigação: *"Determinantes psicossociais dos partos por cesariana electiva em Nairobi, Quénia"*. terei acesso a informações que são confidenciais e não devem ser divulgadas. Reconheço que as informações devem permanecer confidenciais e que a divulgação indevida de informações confidenciais pode ser prejudicial para o participante.

Ao assinar este Acordo de Confidencialidade, reconheço e concordo que:

1. Não divulgarei nem discutirei quaisquer informações confidenciais com terceiros, incluindo amigos ou familiares.
2. Não divulgarei, copiarei, libertarei, venderei, emprestarei, alterarei ou destruirei, de forma alguma, qualquer informação confidencial, exceto se devidamente autorizado.
3. Não discutirei informações confidenciais em locais onde outras pessoas possam ouvir a conversa. Compreendo que não é aceitável discutir informações confidenciais, mesmo que o nome do participante não seja utilizado.
4. Não farei quaisquer transmissões, consultas, modificações ou eliminação não autorizadas de informações confidenciais.
5. Aceito que as minhas obrigações ao abrigo do presente acordo se mantenham após a cessação do trabalho que irei desempenhar.
6. Compreendo que a violação do presente acordo terá implicações legais.
7. Só acederei ou utilizarei sistemas ou dispositivos aos quais estou oficialmente autorizado a

aceder e não demonstrarei o funcionamento ou a função de sistemas ou dispositivos a pessoas não autorizadas.

Ao assinar o presente documento, confirmo que li o acordo e que concordo em cumprir todos os termos e condições acima referidos.

Assinatura: ________________________ Data: ________________

Carta de convite para participar na investigação

11 de abril de 2014

Título do Estudo: Determinantes psicossociais dos partos por cesariana electiva em instalações obstétricas selecionadas em Nairobi, Quénia

Investigador principal: Tom Joseph Oguta, candidato a doutoramento, Walden University, EUA.

Supervisores: Dr. Rodney Lemery - Presidente do Comité, Walden Universidade.

Dr. Aaron Mendelsohn - Membro do Comité, Universidade Walden.

Koigi Kamau - Supervisor local, Universidade de Nairobi.

1, Tom Joseph Oguta, estudante de doutoramento do Departamento de Saúde Pública, Faculdade de Ciências da Saúde, Universidade de Walden, convida-o a participar num projeto de investigação intitulado Psychosocial Determinants of Elective Cesarean Section Deliveries in two Selected Obstetric Facilities in Nairobi, Kenya.

O objetivo deste projeto de investigação é examinar os factores não médicos que determinam a escolha do modo de parto por parte das mulheres e a força com que estes factores predizem se uma mulher pede ou não para ser submetida a uma operação de cesariana. Se optar por participar, ser-lhe-á pedido que responda a um questionário composto por dez escalas psicossociais numa das consultas pré-natais antes do parto e que forneça informações sobre o modo de parto que escolheu na consulta pós-natal das 6th semanas. A duração prevista da entrevista é de 1 hora.

A participação neste estudo não representa qualquer risco para a sua segurança ou bem-estar. Ao participar neste estudo, terá a oportunidade de partilhar a sua experiência com a equipa de investigação, obter encaminhamento para aconselhamento obstétrico adicional, se necessário, e aprender mais através de perguntas sobre o tema da cesariana.

Se tiver quaisquer questões pertinentes sobre os seus direitos enquanto participante na investigação, contacte a **Dra. Leilani Endicott através do endereço leilani.endicott@waldenu.edu ou do telefone: 1-800925-3368, extensão 1210.** Se tiver quaisquer outras questões, não hesite em contactar o **número de telefone** mevia: **0722 392499 e/ou o endereço de correio eletrónico: tom.oguta@waldenu.edu ou qualquer membro da equipa de investigação através dos seguintes contactos.**

Obrigado,

Tom J. Oguta
P.O. Box 1230 00621, Nairobi.

Número de série.....

Formulário de rastreio

1. Data do rastreio: __/__/ ___ Estabelecimento de saúde: Tipo de serviços: 1 = Público 2 = Privado

Instruções

O formulário está dividido em duas (2) secções. Responda a todas as perguntas de ambas as secções, **MARCANDO/CIRCULANDO** a resposta que considerar mais adequada.

A: Perfil pessoal

1. Registar as seguintes informações sobre o inquirido

a) Nome próprio: b________) Residência (local): c _______) Telefone

Jina la *kwanzaMakao*

Nambari ya simu:

2. Que idade tem (anos)? _
Una umri gani?

3. Há quantos anos frequenta a escola? ___0 = Sem educação formal;
Umesoma shuleni mpaka darasa la ngapi? 1 = Primário 2 = Secundário; 3 =
Técnico/Politécnico; 4 = Colégio/Universidade

B: Perfil Obstétrico:

4. Já teve uma gravidez antes? ___ 0 = Não 1 = Sim 5. Qual era a sua idade aquando da primeira gravidez?
Umekuwa mjamzito awali? —
Ulikuwa na umri gani katika mimba wa kwanza?

6. Quantos nados-vivos teve? _________
Idadi ya watoto uliowazaliwa hai?

7. Como foi o parto da sua gravidez anterior? 1 = Normal; 2 = Com complicações; 3 = Cesariana; 4 = Aborto espontâneo; 9 = N/A
Jinzi gani uliofungua mimba ya awali?

8. De quantas semanas é a sua gravidez atual?
Ujauzito huo umepita wiki ngapi?

9. Tem feito o controlo desta gravidez regularmente?
0 = Não 1 = Sim
Ujauzito huo umepima kwa kawaida?

10. O que é que recorda de um parto anterior que irá influenciar a forma como pensa e se sente durante este parto?
Unakumbuka nini toka ulipojifungua, je hii itakuathiri vipi utakapojifungua mara hii?

11. Se tivesse uma gravidez sem complicações e pudesse escolher entre 1 = Parto vaginal; marcar uma cesariana ou esperar por um parto vaginal espontâneo, 2 = Cesariana, qual escolheria? 3 = Indecisa/Não sei
Kama ungelikuwa na mimba rahisi na ungelikuwa na uchaguzi wa know
ratiba kwa upasuaji au kusubiri kwa hiari kuzaliwa uke, ni gani moja ungeweza kuchagua?

12. Qual seria a sua principal razão para escolher este modo de entrega?
Nini itakuwa sababu yako kuu kwa ajili ya kuchagua aina hii ya kujifungua?
1 = É a norma (elegante); 2 = Segurança da criança/mãe; 3 = Evitar a dor; 4 = Medo do parto; 5 = Função sexual; 6 = Conveniência; 7 = Custo do parto; 8 = Recuperação pós-parto; 8 = Influência dos pares; 9 = Preferência do cônjuge

Apêndice E: Carta de aprovação da revisão ética - KNH/UoN

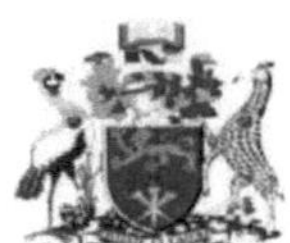

UNIVERSITY OF NAIROBI
COLLEGE OF HEALTH SCIENCES
P O BOX 19676 Code 00202
Telegrams: varsity
(254-020) 2726300 Ext 44355

KNH/UON-ERC
Email: uonknh_erc@uonbi.ac.ke
Website: www.uonbi.ac.ke

KENYATTA NATIONAL HOSPITAL
P O BOX 20723 Code 00202
Tel: 726300-9
Fax: 725272
Telegrams: MEDSUP, Nairobi

Ref: KNH-ERC/A/38 Link:www.uonbi.ac.ke/activities/KNHUoN

18th February 2014

Tom Joseph Oguta
Walden University
P O BOX 1230-00621
NAIROBI
Email:tom.oguta@waldenu.edu

KENYATTA NATIONAL HOSPITAL APPROVED 18 FEB 2014 KNH/UON-ERC P.O. Box 20723-00202 NRB.

Dear Tom

RESEARCH PROPOSAL: PSYCHOSOCIAL DETERMINANTS OF ELECTIVE CESAREAN SECTION DELIVERIES IN SELECTED OBSTETRIC FACILITIES IN NAIROBI, KENYA (P507/10/2013)

This is to inform you that the KNH/UoN-Ethics & Research Committee (KNH/UoN-ERC) has reviewed and **approved** your above proposal. The approval periods are 18th February 2014 to 17th February 2015.

This approval is subject to compliance with the following requirements:

a) Only approved documents (informed consents, study instruments, advertising materials etc) will be used.
b) All changes (amendments, deviations, violations etc) are submitted for review and approval by KNH/UoN ERC before implementation.
c) Death and life threatening problems and severe adverse events (SAEs) or unexpected adverse events whether related or unrelated to the study must be reported to the KNH/UoN ERC within 72 hours of notification.
d) Any changes, anticipated or otherwise that may increase the risks or affect safety or welfare of study participants and others or affect the integrity of the research must be reported to KNH/UoN ERC within 72 hours.
e) Submission of a request for renewal of approval at least 60 days prior to expiry of the approval period. (*Attach a comprehensive progress report to support the renewal*).
f) Clearance for export of biological specimens must be obtained from KNH/UoN-Ethics & Research Committee for each batch of shipment.
g) Submission of an *executive summary* report within 90 days upon completion of the study
This information will form part of the data base that will be consulted in future when processing related research studies so as to minimize chances of study duplication and/or plagiarism.

For more details consult the KNH/UoN ERC website **www.uonbi.ac.ke/activities/KNHUoN.**

Yours sincerely

PROF. M.L. CHINDIA
SECRETARY, KNH/UON-ERC

c.c. The Deputy Director CS, KNH
The Principal, College of Health Sciences, UoN
Assistant Director/Health Information, KNH
Supervisors: Cassandra Arroyo,Walden University
Rodney Lemery, Walden University
Prof. Koigi Kamau, Dept.of Obs/Gynae, UoN

ACORDO DE UTILIZAÇÃO DE DADOS

Este Acordo de Utilização de Dados, em vigor a partir de 09/04/2014, é celebrado por e entre Tom Jospeh Oguta ("Destinatário de Dados") e o Kenyatta National Hospital ("Fornecedor de Dados"). O objetivo deste Acordo é fornecer ao Destinatário de Dados acesso a um Conjunto Limitado de Dados ("LDS") para utilização em investigação de acordo com os Regulamentos da HIPAA e do Comité de Ética e Revisão de Investigação do Kenyatta National Hospital,^University of Nairobi (KNH/UON-ERRC).

1. Definições. Salvo especificação em contrário no presente Acordo, todos os termos em

maiúsculas utilizados no presente Acordo que não estejam definidos de outra forma têm o significado estabelecido para efeitos dos "Regulamentos HIPAA" codificados no Título 45, partes 160 a 164 dos Regulamentos Federais dos Estados Unidos, tal como alterados periodicamente.

2. Preparação da FDS. O Fornecedor de Dados deve preparar e fornecer ao Destinatário de Dados uma FDS de acordo com quaisquer Regulamentos HIPAA ou FERPA aplicáveis
3. Campos de dados no LDS. Não podem ser incluídos identificadores diretos, tais como nomes, no Conjunto de Dados Limitado (CDL). Ao preparar o LDS, o fornecedor de dados deve incluir os **campos de dados especificados à seguir,** que **são** o mínimo necessário para realizar a investigação (enumerar todos os dados a fornecer): Idade dos participantes, habilitações literárias, profissão, estado civil: registo obstétrico (cesariana anterior, parto vaginal cirúrgico, nascimentos múltiplos, como apresentação pélvica, angústia, distócia ou outras complicações/resultados ou experiências de parto); registo médico (estado mental/psiquiátrico ou psicológico, condição médica/doença como VIH/SIDA, Diabetes. Hipertensão, obesidade ou doença coronária.
4. Responsabilidades do destinatário dos dados. O Destinatário dos dados concorda em:
   a. Utilizar ou divulgar o FDS apenas conforme permitido por este Contrato ou conforme exigido por lei;
   b. Utilizar salvaguardas adequadas para impedir a utilização ou divulgação do FDS para além do permitido pelo presente Acordo ou exigido por lei;
   c. Comunicar ao Fornecedor de Dados qualquer utilização ou divulgação do LDS de que tenha conhecimento que não seja permitida pelo presente Contrato ou exigida por lei;
   d. Exigir que qualquer um dos seus subcontratantes ou agentes que recebam ou tenham acesso ao LDS concordem com as mesmas restrições e condições sobre a utilização e/ou divulgação do LDS que se aplicam ao Destinatário de Dados ao abrigo deste Acordo; e
   e. Não utilizar as informações contidas na FDS para identificar ou contactar as pessoas em causa.
5. Utilizações e divulgações permitidas da FDS. O Destinatário dos dados pode utilizar e/ou divulgar a FDS apenas para as suas actividades de Investigação.
   a. Vigência. O termo do presente Contrato terá início na Data Efectiva e continuará enquanto o Destinatário de Dados mantiver o LDS, exceto se for rescindido antecipadamente conforme estabelecido no presente Contrato.
   b. Rescisão pelo destinatário dos dados. O Destinatário de dados pode rescindir este acordo em qualquer altura, notificando o Fornecedor de dados e devolvendo ou destruindo o LDS.
   c. Rescisão pelo Fornecedor de dados. O Fornecedor de dados pode rescindir este acordo em qualquer altura, enviando um aviso prévio por escrito de trinta (30) dias ao Destinatário de dados.
   d. Por violação. O Fornecedor de Dados deve fornecer uma notificação por escrito ao Destinatário de Dados no prazo de dez (10) dias após qualquer determinação de que o Destinatário de Dados violou um termo material deste Acordo. O Fornecedor de Dados deve dar ao Destinatário de Dados a oportunidade de sanar a alegada violação material em termos mutuamente acordados. A falta de acordo sobre os termos mutuamente acordados para a cura no prazo de trinta (30) dias será motivo para a rescisão imediata deste Acordo pelo Fornecedor de Dados.
   e. Efeito da cessação. As secções 1, 4, 5, 6(e) e 7 do presente Acordo sobreviverão a qualquer cessação do presente Acordo nos termos das subsecções c ou d.
7. Diversos.
   a. Alteração da legislação. As Partes acordam em negociar de boa-fé a alteração do presente Acordo, de modo a cumprir as alterações à legislação federal que alterem substancialmente as obrigações de uma ou de ambas as Partes no âmbito do presente

Acordo. No entanto, se as partes não conseguirem chegar a acordo sobre uma alteração ou alterações mutuamente aceitáveis até à data de cumprimento da alteração da legislação ou regulamentação aplicável, qualquer das partes pode denunciar o presente acordo, conforme previsto na secção 6.

b. Construção dos termos. Os termos do presente Acordo devem ser interpretados de forma a dar efeito à orientação interpretativa federal aplicável relativamente aos Regulamentos HIPAA.

c. Ausência de terceiros beneficiários. Nada no presente Acordo conferirá a qualquer pessoa, para além das partes e dos seus respectivos sucessores ou cessionários, quaisquer direitos, recursos, obrigações ou responsabilidades.

d. Contrapartes. O presente Acordo pode ser celebrado em uma ou mais vias, cada uma das quais será considerada um original, mas todas juntas constituirão um e o mesmo instrumento.

e. Títulos. Os títulos e outras legendas do presente Acordo destinam-se apenas a conveniência e referência e não devem ser utilizados na interpretação, interpretação ou aplicação de qualquer das disposições do presente Acordo.

IN WITNESS WHEREOF, each of the undersigned has caused this Agreement to be duly executed in its name and on its behalf.

ASSISTANT DIRECTOR HEALTH INFORMATION SERVICES KENYATTA NATIONAL HOSPITAL 15 APR 2014 P.O. Box 20723 - 00202 NAIROBI

DATA PROVIDER	DATA RECIPIENT
Signed:	Signed:
Print Name: Dr. Mark Mudenyo	Print Name: Tom Joseph Oguta
Print Title: Asst. Director, Health Information, KNH	Print Title: Principal Researcher

ACORDO DE UTILIZAÇÃO DE DADOS

O presente Acordo de Utilização de Dados, com efeitos a partir de 09/04/2014, é celebrado entre Tom Jospeh Oguta ("Destinatário dos Dados") e o Hospital Maternidade Pumwani ("Destinatário dos Dados").

Fornecedor"). O objetivo do presente Acordo é fornecer ao Destinatário de Dados acesso a um Conjunto Limitado de Dados ("LDS") para utilização em investigação, de acordo com os Regulamentos da HIPAA e do Comité de Ética e Revisão de Investigação do Hospital Maternidade Pumwani/Hospital Nacional Kenyatta/Universidade de Nairobi (PMH. KNH/UON-ERRC).

1. Definições. Salvo especificação em contrário no presente Acordo, todos os termos em maiúsculas utilizados no presente Acordo que não estejam definidos de outra forma têm o significado estabelecido para efeitos dos "Regulamentos HIPAA" codificados no Título 45, partes 160 a 164 do Código de Regulamentos Federais dos Estados Unidos, tal como alterado periodicamente.
2. Preparação da FDS. O Fornecedor de Dados deve preparar e fornecer ao Destinatário de Dados uma FDS de acordo com quaisquer Regulamentos HIPAA ou FERPA aplicáveis
3. Campos de dados na FDS. Não podem ser incluídos identificadores diretos, tais como nomes, no Conjunto Limitado de Dados (CDD). o preparar o CDD, o Fornecedor de Dados deve incluir os **campos de dados especificados a seguir,** que são o mínimo necessário para realizar a investigação (enumerar todos os dados a fornecer): Idade, habilitações literárias, profissão, estado civil dos participantes; registo obstétrico (cesariana anterior, parto vaginal cirúrgico, nascimentos múltiplos, como apresentação pélvica, angústia, distócia ou outras complicações/resultados ou experiências de parto); registo médico (estado mental/psiquiátrico ou psicológico, condição médica/doença como VIH. SIDA, diabetes, hipertensão, obesidade ou doença coronária.
4. Responsabilidades do destinatário dos dados. O Destinatário dos dados concorda em:

a. Utilizar ou divulgar o FDS apenas conforme permitido por este Contrato ou conforme exigido por lei;
b. Utilizar salvaguardas adequadas para impedir a utilização ou divulgação do FDS para além do permitido pelo presente Acordo ou exigido por lei;
c. Comunicar ao Fornecedor de Dados qualquer utilização ou divulgação do LDS de que tenha conhecimento que não seja permitida pelo presente Contrato ou exigida por lei;
d. Exigir que qualquer um dos seus subcontratantes ou agentes que recebam ou tenham acesso ao LDS concordem com as mesmas restrições e condições sobre a utilização e/ou divulgação do LDS que se aplicam ao Destinatário de Dados ao abrigo deste Acordo; e
e. Não utilizar as informações contidas na FDS para identificar ou contactar as pessoas em causa.

5. Utilizações e divulgações permitidas da FDS. O Destinatário dos dados pode utilizar e/ou divulgar a FDS apenas para as suas actividades de Investigação.
a. Vigência. O termo do presente Contrato terá início na Data Efectiva e continuará enquanto o Destinatário de Dados mantiver o LDS, exceto se for rescindido antecipadamente conforme estabelecido no presente Contrato.
b. Rescisão por parte do Destinatário de Dados. O Destinatário de Dados pode rescindir este acordo em qualquer altura, notificando o Fornecedor de Dados e devolvendo ou destruindo a LDS.
c. Rescisão por parte do Fornecedor de dados. O Fornecedor de dados pode rescindir este acordo em qualquer altura, enviando um aviso prévio por escrito de trinta (30) dias ao Destinatário de dados.
d. Por violação. O Fornecedor de dados deve fornecer uma notificação por escrito ao Destinatário de dados no prazo de dez (10) dias após qualquer determinação de que o Destinatário de dados violou um termo material deste Acordo. O Fornecedor de Dados deve dar ao Destinatário de Dados a oportunidade de curar a alegada violação material em termos mutuamente acordados. A falta de acordo sobre os termos mutuamente acordados para a cura no prazo de trinta (30) dias será motivo para a rescisão imediata deste Acordo pelo Fornecedor de Dados.
e. Efeito da rescisão. As Secções 1. 4, 5, 6(e) e 7 do presente Acordo sobreviverão a qualquer cessação do presente Acordo nos termos das subsecções c ou d.

7. Diversos.
a. Alteração da legislação. As partes acordam em negociar de boa fé a alteração do presente acordo, a fim de o adaptar às alterações da legislação federal que alterem substancialmente as obrigações de uma ou de ambas as partes no âmbito do presente acordo. No entanto, se as partes não conseguirem chegar a acordo sobre uma ou mais alterações mutuamente aceitáveis até à data de cumprimento da alteração da legislação ou dos regulamentos aplicáveis, qualquer das partes pode denunciar o presente acordo, tal como previsto na secção 6.
b. Construção dos termos Os termos do presente Acordo devem ser interpretados de forma a dar efeito à orientação interpretativa federal aplicável relativamente aos Regulamentos HIPAA.
c. Ausência de terceiros beneficiários. Nada no presente Acordo confere a qualquer pessoa, para além das partes e dos seus respectivos sucessores ou cessionários, quaisquer direitos, recursos, obrigações ou responsabilidades.
d. Contrapartes. O presente Acordo pode ser celebrado em uma ou mais vias, cada uma das quais será considerada um original, mas todas juntas constituirão um e o mesmo instrumento.
e. Títulos. Os títulos e outras legendas do presente Acordo destinam-se apenas a conveniência e referência e não devem ser utilizados na interpretação, interpretação ou aplicação de qualquer das disposições do presente Acordo.

IN WITNESS WHEREOF, each of the undersigned has caused this Agreement to be duly executed in its name and on its behalf.

The Medical Superintendant
Pumwani Maternity Hospital

DATA PROVIDER

Signed: ______________________

Print Name: Dr. Omondi Kumba

Print Title: Medical Superintendant, PMH

PUMWANI MATERNITY
HOSPITAL
P. O. Box 42849-00100, NAIROBI.
TEL. NRB. 6763291-4/ 6762965

DATA RECIPIENT

Signed: ______________________

Print Name: Tom Joseph Oguta

Print Title: Principal Researcher

Certificado de registo de estudos no KNH

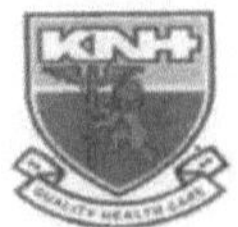

KNH/R&P/FORM/01

KENYATTA NATIONAL HOSPITAL
Hospital Rd. along, Ngong Rd.
P.O. Box 20723, Nairobi.
Tel: 2726300-9Fax: 2725272
Research &Programs: Ext. 44705
Email: k.research@knh.or.ke

Study Registration Certificate

1. Name of the PI: TOM JOSEPH OGUTA
2. Email address: tom.oguta@walden.edu Tel No. 0722 392 499
3. Contact person (if different from PI): N/A
4. Email address: .... Tel No. ....
5. Study Title: Psychosocial Determinants of Elective Cesarean Section Deliveries in selected Obstetric Facilities in Nairobi Kenya
6. Department where the study will be conducted: Reproductive Health
7. Endorsed by Head of Department where study conducted
   * Name: Dr. John Ongech Signature .... Date 10/4/2014
   KENYATTA NATIONAL HOSPITAL HEAD OF DEPARTMENT 11 APR 2014 OBSTETRICS & GYNECOLOGY P.O. Box 20723 NAIROBI
8. KNH UoN Ethics Research Committee approval number ....
   (Please attach copy of ERC approval)
9. I TOM JOSEPH OGUTA commit to submit a report of my study findings to the Department where the study will be conducted and to the Department of Research and Programs.

   Signature .... Date 09/04/2014

   Endorsed by Chair Department (only for students) of N/A

   Signature .... Date ....
10. Study Registration number (Dept/Number/Year) OBS/GYN/ 014 / 2014
    (To be completed by Research and Programs Department)
11. Research and Program Stamp
    KENYATTA NATIONAL HOSPITAL H.O.D. RESEARCH & PROGRAMS 14 APR 2014 P.O. Box 20723 NAIROBI

All studies conducted at Kenyatta National Hospital **must** be registered with the Department of Research and Programs and investigators **must commit** to share results with the hospital.

Version 1: Nov, 2013

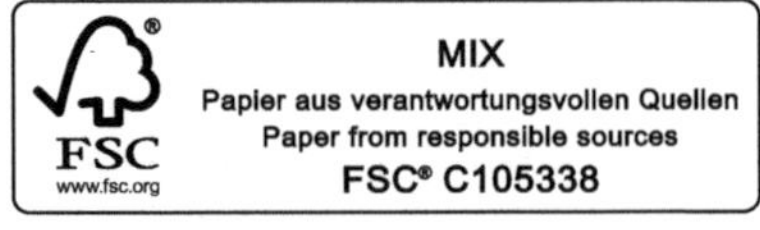

Printed by Books on Demand GmbH, Norderstedt / Germany